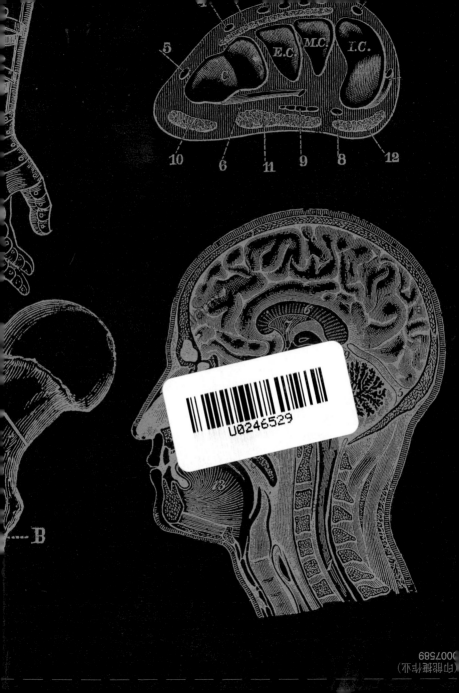

THINKr
新思

新 一 代 人 的 思 想

现代
医学
小

代
学
史

A SHORT HISTORY of MEDICINE

MEDICINE

[墨西哥] 弗兰克·冈萨雷斯-克鲁希————著   王宸————译

中信出版集团 | 北京

图书在版编目（CIP）数据

现代医学小史 / (墨) 弗兰克·冈萨雷斯-克鲁希著；
王宸译. -- 北京 : 中信出版社, 2020.5
　　书名原文 : A Short History of Medicine
　　ISBN 978-7-5217-1253-7

　　Ⅰ. ①现… Ⅱ. ①弗… ②王… Ⅲ. ①医学史—世界
Ⅳ. ①R-091

　　中国版本图书馆CIP数据核字 (2019) 第 269779 号

A Short History of Medicine by Frank González-Crussi

Copyright © 2007, Frank González-Crussi
First published by Modern Library, an imprint of Random House,
a division of Penguin Random House LLC.
Simplified Chinese translation copyright © 2020 by CITIC Press Corporation
ALL RIGHTS RESERVED

现代医学小史

著　　者：[墨]弗兰克·冈萨雷斯-克鲁希
译　　者：王　宸
出版发行：中信出版集团股份有限公司
　　　　　（北京市朝阳区惠新东街甲 4 号富盛大厦 2 座　邮编　100029）
承　印　者：北京盛通印刷股份有限公司

开　　本：787mm×1092mm　1/32　　　印　　张：11
插　　页：8　　　　　　　　　　　　　字　　数：187 千字
版　　次：2020 年 5 月第 1 版　　　　印　　次：2020 年 5 月第 1 次印刷
京权图字：01-2019-3761　　　　　　　广告经营许可证：京朝工商广字第 8087 号
书　　号：ISBN 978-7-5217-1253-7
定　　价：58.00 元

目录

虽说是老生常谈，但历史的教训确实往往模糊不清。不过，通过医学史，我们可以看到时移世易后，仍顽强存续下来的基本医学态度：孜孜寻找疾病起源的精神，一心消除或缓解病痛的热忱。

医学史对许多作者具有吸引力。因此，这本书里的大部分内容此前都有不少人谈过，而且写得很好。然而我认为本书还是有些独创性，书中阐述的主题并非我独创，但呈现主题的方式和我的个人诠释是原创。我的信念是，当下的社会态度同医学发展的实际情况不协调，而观察医学的历史演进，有可能为理解这一问题提供有益的启示。

如今，成像技术让人体内部一览无余；外科医师借助机器人设备远距离开展手术；借助惊人的移植程序，器官可以得到替换；有功能的基因被植入细胞，从而随心所欲地改变自然界赋予每一生物体的独特命运和个性。面对这些科学技术奇迹，我们常常忘记医学曾经是一门艺术，尽管取得了若干值得钦佩的进展，但如今的诊疗手段却依然远未拥有数学般的精准度。

最重要的是，在科学技术发展势头强劲的今天，我们常常忘记医学的基础是普遍的人文主义。我倾向于认为，这一根本的人文主义内核现在遭到了威胁，对医疗职业来说，保存和维护它是个巨大的挑战，其难度不亚于解决最棘手的技术或科学问题。

新的流行病出现了（艾滋病可能是最明显的例子），也出现了新的发病和死亡模式，这是世界状况改变不可避免的结果。于是，古老的黑暗恐惧重新浮出水面，科学家与医生承受着巨大的压力，人们敦促他们迅速找到解决手段，却忘了生命不断面临风险是再自然不过的情况，完全消灭疾病——而不仅仅是减轻疾病带来的重负——这个目标是不切实际的。

在如此困境中，难怪人们会向医生提出最迫切的诉求和恳请，因为医生群体已经颇有影响力。盖伦是马可·奥勒留的御医，维萨里是皇帝查理五世的御医，威廉·哈维是不止一任英王的御医，历史上这样的人还有很多，就不一一列举了。在我们这个时代，也有迈克尔·狄贝基（Michael DeBakey）这样为俄罗斯总统鲍里斯·叶利钦提供医疗服务的人。医生的影响力建立在这一事实的基础上：疗法很大程度上要基于信心。病人必须信任专业人士，他们的健康和福祉说到底都掌握在那些人手中。医学领域的惊人进展增强了医生的权威，包括并未参与推动这些进展的医生。然而由于医师形象的这种拔高，在某些作者笔下，这一行当的杰出成员变成了博物馆里威风凛凛、仪表堂堂的胸像和塑像。我尽力避免这种情况。我相信，医学史之所以有趣，是因为成就它的并不是天赋异禀、出类拔萃的人们，而是和我们大家无异的男男女女。他们也容易犯错误，一时大获全胜，一时垂头丧气。

因此，在接下来的内容中，我不会为这些事实粉饰：路易·巴斯德不惜玩弄自抬身价的小把戏，并不认为这有损他的声誉；18世纪"外科学之父"约翰·亨特暴躁易怒；美国现代外科学"巨人"威廉·斯图亚特·霍尔斯特德变成了瘾君子，沉迷可卡因和吗啡；医学细菌学的创立者罗伯特·科赫错误地宣称找到了治疗肺结核的方法，当这种疗法被证明无效时，他迅速逃到了埃及，同新婚妻子一道四处闲逛，而助手们不得不孤立无援地面对丑闻的后果。

医学史的主角是同我们一样的男男女女，也同我们一样，是自己社会的产物。医学事件因社会变化而产生，反过来对后者发挥影响。所以，要撰写周密全面的医学编年史，就必须提及每一医学事件的相应社会环境。然而要是进行这样的综合处理，篇幅就将大大超出安排，更何况我并不具备这样的学养。感谢编辑威尔·墨菲，他批准我完成了这本比原先计划更长的书。实际上，我发现有必要将自己的主题放在一张"普洛克路斯忒斯（procrustean）之床"[a]上，像做手术一样舍弃那些有限篇幅内无法容纳的材料。因此，本书并没有专门讨论古代医学的章节，但是会提到古代和现代医学之间的连续性。出于同一原因，自科学方法出现后，重点就落在了西方医学上，但本书并没有忽略东方的作用，以及理性精神占主导地位前的时期的成就。

虽然这本书毫无疑问会存在种种不足，可要是它能传达出对医学的尊重，我就会认为自己的任务完成了。毫无疑问，医学的历史荣光熠熠，尽管实践者们难免有种种愚行和过失，有时甚至是犯罪，但本质上来说，医学依旧是利他的事业。而且，在这个人们执着于利用科技创造更先进的大规模灭绝手段的世界里，我们更应该尊敬医学这门学科：它的目标是更好地减轻人类的痛苦，治疗人类的疾患。

---

[a] 根据希腊神话，大盗普洛克路斯忒斯有长短不同的两张床，他守在路口，见到行人就抓来在床上量一量，高个子按到短床上，用斧子砍去脚；矮个子按在长床上，拉开筋骨，以便符合床的标准。被他这样丈量的人全都一命呜呼。——译者注

第一章　解剖学的兴起

　　西方医学的独特之处在于它把身体当成了系统性的科学研究的对象。此点并非不言自明。人类身体具有不计其数的象征意蕴，它们都充满情绪且时常互相矛盾。将身体转变成有序探究和细致调查的对象，是相当可观的成就。

　　对有些文化而言，身体好像几乎不存在。南太平洋上新喀里多尼亚（New Caledonia）的某些土著居民指代身体部位和植物等自然环境中其他事物的部位时，用的是同一组词，他们觉得身体和其他事物存在相似之处。例如，用来指称皮肤和树皮的是同一个术语，用来形容人类肢体的血肉和果肉的是同一个词，不同的内脏器官和与各自外观相近的农产品共用一个名字。在这个社会中，身体并不被看作一个独立的实体，而是被认为同周遭环境不可区分。[1]与之类似，在中世纪的欧洲社会和时代更近的某些社群内，炼金术的观念将身体的众多部位同天上的星座联系了起来：白羊座"统辖"头部，狮子座管心脏，天蝎座则负责生殖器官，等等。身体缺乏明确的边界，在基于四大元素（水、火、气、土）的想象中，它同宇宙其他部分融为一体。像解剖那样切开身体的做法，可能会被认为冒犯了人类与环境的连续统一体，有碍于世界的统一。在这类观念盛行的社会里，几乎不可能产生研究人体解剖学的冲动。

其他一些社会看待身体时则带有很多宗教感情。根据犹太 - 基督教传统，人是根据上帝的形象创造的，身体就是神的殿，因此，身体理应得到庄严的尊重。另一方面，在同一个传统中也兴起了禁欲主义运动，这种观念认为身体是罪恶的渊薮，是可鄙、污秽的，不应该被当作诚实之人关注的中心，更不应该被当作严肃研究的对象。以上两种立场都同解剖学研究相抵触。中世纪时，一切智力活动都存在于天主教会之中，然而由于教会严格禁止所有形式的流血，从来没有教士是杰出的外科医生或理发师（当时，理发师会负责进行简单的外科诊疗）。

虽说古印度和古中国在医学上的深刻见解令人钦

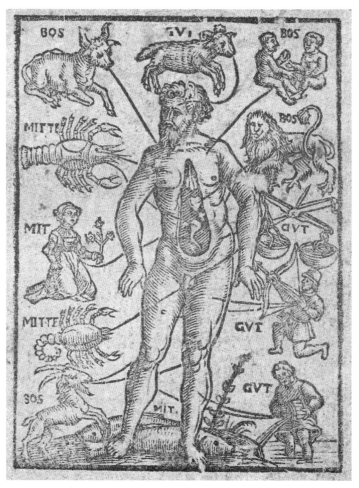

图 1.1　在中世纪的欧洲地方城市年鉴中，这一类"黄道十二宫人像"（Zodiac Man）粗略地表现了星座与身体部位、内脏器官之间的联系（绘画：Petrus P. Slovacius，1581）

佩，但它们都没有将身体内部当作医学体系的基础。古埃及人和古墨西哥人对解剖学知识也都没有多少实质性贡献。令人惊讶的是，在礼仪实践中切开无数具人体——埃及人给成千上万具人类和动物尸体进行了防腐处理；通过开胸剜心，阿兹特克人献祭了无数牺牲者——竟然没能激发出人们对暴露出来的器官结构的好奇心。他们采取的是不同的态度：他们从神话宗教的角度看待世界，而这同从客观中立的角度看待现实是不相容的。因此，将身体看作独立存在的对象并相信它值得研究，是西方医学的标志性成就。

像在西方文明史中经常出现的那样，希腊人享有求知欲旺盛的美誉。但是，希波克拉底（约公元前 460—约前 377 年）对解剖学所知甚少，好像也无意纠正这种无知：在包括他自己和追随者们著作的整套《希波克拉底文集》里，找不到任何关于解剖的记录。亚里士多德（公元前 384—前 322 年）创建了关于解剖学知识的卓越体系，考虑到他从没解剖过人体，这就更令人钦佩了。这一体系完全是基于动物解剖建立的：鸟类、爬行动物，还有哺乳动物，特别是猴子。然而，亚里士多德首先是一位思想家：对他来说，身体主要是形而上学思辨的对象。

亚里士多德是柏拉图的学生，柏拉图认为，理念世界凌驾于平淡无奇的此时此地之上。亚里士多德的哲学体系是令人敬畏的，但在涉及肉体形态的地方就比较粗略了。著名的斯塔吉拉人（Stagirite）亚里士多德试图解释人体在宇宙中的位置，它是怎样形成的，它的起源是什么，还有它生命的意义。对他来说，身体结构的细节，没有他包罗万象的形而上学来得重要。

在希腊化文明中，有两位学者进行了人体解剖：希罗菲卢斯（Herophilus，约公元前 335—约前 280 年）和埃拉西斯特拉图斯（Erasistratus of Ceos，约公元前 325—约前 250 年）。他们都生活在埃及的亚历山大城（Alexandria），它是古代世界伟大的智力活动中心，希腊社区在那里长期存续，传说拥有超过五十万册书，最终毁于火灾的图书馆也位于那里。关于这两个人，我们所知甚少。[2] 他们没有留下著述，只能通过其他作者的引述加以了解。

希罗菲卢斯出生在卡尔西顿（Chalcedon），一座靠近现在土耳其伊斯坦布尔的古镇。据说，他命名了十二指肠 [duodenum，之所以如此命名是因为它的长度相当于十二（duodeni）指宽] 和前列腺（prostate，希腊语 prostates，意为"站在前面"，因为它位于直肠前面），还断定动脉里充满了血液，而不是像当时人们普遍相信的那样充满了空气。之所以会出现这一误解，可能是因为动脉有着厚厚的、由肌弹性组织构成的血管壁，它们在人死后倾向于收缩，因此尸体的动脉通常是空的；从动脉中压出的血液充满了静脉，静脉的血管壁更薄，扩张性也更好。希罗菲卢斯也描述了若干大脑结构，包括一处颅内静脉的交汇点，这个交汇点至今仍以他的名字命名（*torcular Herophili*，窦汇，或"希罗菲卢斯窦汇"）。他追踪了神经的渊源，发现它们是自大脑延伸出来的，从而牢固地树立了这一观念：自主运动的冲动从大脑——意志和推理能力运作的场所——出发，经由神经——而不是像人们误以为的那样经由动脉——到达四肢。

他更年轻的同事和搭档埃拉西斯特拉图斯出生在喀俄斯（或写作 Keos）岛上的一个小村庄，曾在雅典学习。他描述了心脏瓣膜，命名了三尖瓣，还确认和扩展了希罗菲卢斯对颅脑神经的若干观察结果。埃拉西斯特拉图斯坚持动脉输送空气的信念，对于动脉切开后会出血，他的解释是这样的：像所有组织一样，动脉管壁是由紧紧交织在一起的小静脉构成的，动脉一被切开，静脉就会流出血来，充满原本中空的地方。这种解释在我们看来可能牵强附会，却非常符合他那个时代的观念。当时显微镜还远远没有发明，他就得出了天才的认识：所有组织里都有无数小血管（今天我们称其为毛细血管），它们聚合起来，形成一张稠密的网络。埃拉西斯特拉图斯想象，这些血管输送的营养物质涌入了网络中空出来的地方，也就是实质组织（希腊语 parenchyma，意为"自旁边涌入的事物"）中。

同样惊人的是，他竟能认识到心脏瓣膜的功能类似于卫兵，能够阻止血液倒流；当时离威廉·哈维（William Harvey）发现心血管循环（于 1628 年）尚有 18 个世纪，基于阀门的推进泵也还没有发明。他关于单向瓣膜的解释是一套现在看来像是纯粹胡说八道的理论体系的一部分，然而这是可以谅解的。

一条阴沉的记载令这两位出色的学者荣光大减。亚里士多德认为，关于身体结构的真正知识只可能通过研究活体来获得，这似乎促使了他们对人进行活体解剖。亚历山大城的国王们渴望让其城市保持在艺术与科学方面的主导地位，允许将死刑犯正式送交解剖学家，供解剖学家随后"合法"活活切开。

有些历史学家对这一实践的真实性心存怀疑。要是它确实发生了，那么希罗菲卢斯和埃拉西斯特拉图斯的解剖室里可能出现过多么难以描绘的严酷折磨场景，想想就让人不寒而栗。痛苦、不幸的受害者被慢慢切开，他们血淋淋的、颤抖的器官被暴露出来，被翻转、触诊和检查；在受害者痛苦的尖叫声中，解剖学家及其学生和助手用冷冰冰的目光注视着一切。难怪圣奥古斯丁（Saint Augustine）和德尔图良（Tertullian）这样的基督教作家会严厉谴责他们和他们的实践，将他们称作残忍的野兽和嗜血的屠夫。再一次，我们必须把他们的举动放到恰当的历史背景下去看待。罗马帝国正在兴起。那时候，周末家庭娱乐活动包括观看角斗士互相拼杀到死、野兽吞食人类和其他相近的"消遣"。这类"运动"的一些观众会跳进竞技场，匆匆冲向痛苦万状的角斗士，啜饮他的鲜血或扯下一片温热的肝脏吞掉，相信吃下这些东西就能治愈癫痫。

灿烂的亚历山大城时代以后，解剖学研究衰落，进入了中世纪的智力活动沉睡期。著名的盖伦（Galen，129—约199年）短暂地振兴了对人体解剖学的兴趣。有段时间，他在家乡帕加马 [Pergamum，安纳托利亚的贝尔加马（Bergama），现属土耳其] 当医生，负责治疗竞技场中的角斗士。在这个位置上，他观察到了角斗士承受的可怕肢体残损和恐怖的撕裂伤，通过这些深长的伤口，他当然尽最大可能观察到了人体的内部结构。然而公众舆论已经改变：当时的人非常尊重尸体，对切开灵魂一度栖居的身体而扰乱其来世的安宁持强烈反对态度。解剖被看作亵渎神灵。讽刺的是，这种文化如此不尊重活人——压制女性，残酷虐待奴隶，热衷于嗜血的娱乐活动——对死者居然如此敬畏。

盖伦展现出了强大的行动力。他公开示范了对成千上万只动物的解剖：爬行动物、鸟类、骆驼、熊、狗、鼬、大鼠、小鼠、猞猁，甚至大象。他在示范时最喜欢使用猪和猴子，因为传说它们的器官同人类的相似。他的好奇心得不到满足，他不浪费任何观察内脏意外暴露出来的人体的机会。他曾造访一座遭洪水侵袭的镇子，别的人都在四散奔逃，因灾难而大声悲鸣，他却因为看到一具被退去的洪水抛在岸边的尸体而欣喜。那具尸体已经严重腐烂，众多部位还连着，然而遮盖在上面的组织都消失了，"就像被老练的解剖学家处理好了一样"。[3]

通过不知疲倦的努力，盖伦建立起若干解剖学的观念，而它们变成了教条。这些观念很大程度上是基于对动物研究结果的推断，可是在上千年里一直没有受到质疑。虽然在知识方面拥有巨大的好奇心，盖伦本人却觉得，一类解剖学知识是"必要的"，而另一类是"多余的"。医师们在行医时可以选择的疗法非常少。他们能够处理脱臼，治疗骨折，执行只需要具备对肌肉和四肢关节粗浅知识就可以完成的某些医疗流程。他们发展出了对运动损伤或战伤的疗法。但是，尝试介入身体内部是被禁止的：胸腔或腹腔手术几乎总会致人死

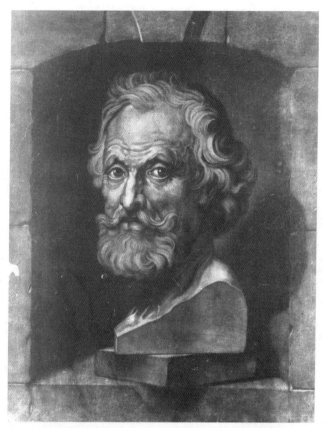

图 1.2　克劳狄·盖伦（129—约 199 年）也许是古代世界最伟大的医生，他在家乡帕加马担任角斗士的内外科医生，这让他得以探究人体内部，为解剖学的进步做出了无数贡献。图为鲁本斯所制作的胸像

亡。因此，古希腊医师坚持着他们最杰出弟兄的观点：医师应该拥有一些解剖学知识，主要是关于四肢的，然而替心脏瓣膜或脑室担忧是愚蠢之举。他们有能力治疗这些结构的病变吗？把时间花在学习做得到的事情上会更好。

罗马帝国的医学在盖伦时代达到顶峰，然后进入衰落阶段，虽说在拜占庭历史时期，零星的几个医师做出了努力，例如帕加马的奥利巴修斯（Oribasius of Pergamum，约325—约400年）、阿米达的阿伊喜阿斯（Aëtius of Amida，502—575年）、埃伊纳岛的保罗（Paul of Aegina，拉丁文 Paulus Aegineta，约625—约690年）。事实上，让科学知识保持生机的是阿拉伯学者。多亏了被称为伊斯兰、阿拉伯或穆斯林医学的学者（尽管他们不都信奉伊斯兰教，就民族而言也不都是阿拉伯人），希腊和罗马的古典遗产才得以传承。[4] 这些人包括阿维森纳 [Avicenna，即阿布·阿里·侯赛因·伊本·阿卜杜拉·伊本·西拿（Abu Ali al-Husayn ibn Abd Allah ibn Sina），980—1037年]、拉齐斯 [Rhazes，即阿布·贝克尔·穆罕默德·伊本·扎卡里亚·拉齐（Abu Bakr Muhammad ibn Zakariya al-Razi），约865—约925年]、迈蒙尼德 [Maimonides，即摩西·本·迈蒙（Moshe ben Maimon），1135—1204年]、阿尔布卡西斯（Albucasis，即阿布·卡西姆（Abu al-Qasim），约936—约1013年]等等（下一章会更加详细地探讨这些医生的工作）。

由于阿拉伯语——《古兰经》的语言——是伊斯兰教扩张期间的通用语，这些学者得以同包括印度和中国在内的远东传统建立联系，这一事实往往被医学史家忽略。虽然虚构的故事和传奇——它们是人尽皆知的充沛东方想象培育出来的——遮蔽了这些遥远的联系，使之模糊不清，但是有坚实的历史证据表明，最晚自7世纪起，中国和阿拉伯世界之间就存在密切的知识交流，直到11世纪。14世纪早期的伟大伊斯兰医生拉施德丁·哈姆达尼（Rashid al-Din al-Hamdani）撰写了一部包括大量中国医学知识的著作，他甚至提出应该将中国的文字选定为记述科学的语言，因为它较少引起歧义。而在中国这一边，有位中国医生与一群学者同去拜访拉齐斯，他与这位著名的炼金术士兼医师共处了一年，学会了阿拉伯语，还宣布要抄录盖伦的16部著作，它们在当时是伊斯兰医学的基础。有传说称，这位姓名失传的中国医生不光抄录了大量文本，还使用了一种他自己发明的速记法，抄录得比向他口授的人说得还要快，震惊了所有人。然而，伟大的东方学者李约瑟（Joseph Needham）遗憾地说，"返回中国的路上必定发生了什么事情"，因为在中国医学知识体系里，找不到盖伦派医

学的痕迹。[5a]

虽然阿拉伯医学做出了富有价值的贡献，也促进了良好的知识交流，但伊斯兰教禁止人体解剖，对身体结构的研究没有取得显著的进展。因此从罗马时代到文艺复兴，解剖学研究出现了很长时间的中断。

有证据表明，早在1315年，意大利的博洛尼亚就再次出现了人体解剖。蒙迪诺·德·里尤兹（Mondino de' Liuzzi）撰于1316年的教科书《解剖学》（Anatomia mundini）成了关于这一问题的标准文本。虽然毫无疑问，这本书在重新激起人们对解剖学的兴趣方面功不可没，但它本身并没有什么惊人之处。它是盖伦派的文本，因此延续了这位帕加马大师的许多不准确之处和概念错误，由于盖伦拥有绝对权威，这些失误都成了信条。此外，它是阿拉伯语文本的拉丁文译本，翻译质量一般。然而，这本书对医学教育的直接影响也许有限，但它对解剖科学长期发展的重要性却不可低估。它的一大贡献是强调了解剖学的重要性，指出这是一种获得可

a　中国古代也吸取了一些伊斯兰医学理论，如五代杜光庭的《玉函经》中采用了巴比伦人所发明的十二宫（兽带）说，是以前中国文献中所没有的。此外，来自阿拉伯世界的药剂（如龙脑香、乳香、蔷薇水等）、医方（如牛乳补虚破气方、大食国胡商灌顶油法等）也先后传入中国，产生了一定影响。见《中国科学技术史·医学卷》，卢嘉锡总主编，廖育群等著，科学出版社，1998年8月，第461—468页。——译者注

靠知识的极佳方式。

中世纪解剖学文本所配的版画有助于我们理解解剖是怎样开展的。这类插图通常展现的情景是，尸体躺在解剖桌上，被学习经验的人们环绕着。解剖桌下放着一个篮子或其他容器，用来收贮解剖过程中切下的残骸。握着刀子、准备在尸体上下刀的是解剖员（sector，现在所用的术语是 prosector），也就是实际上负责进行解剖的人，他是唯一不穿学者服饰的人，所以相当容易辨认。此人可能是理发师或外科医师，这两种职业在当时得不到多少尊敬。总之，解剖员的受教育程度有限。

这些插图通常会画出另一个坐在解剖桌边的人，即示教讲师（ostensor），可以通过手持的教鞭辨认出来，他用教鞭来指点位置。由于解剖员是无知且不懂拉丁语（课堂上所用的语言）的，示教讲师要告诉他在哪里下刀、接着做什么。

他们身后，在远离解剖桌的高处，我们看到了讲师（lector），又称"朗读者"。他是解剖课教授，坐在讲台后面自己的椅子上，朗读或背诵盖伦著作中的一段文字。其他聚集在解剖桌周围的人是学生或指导教师。教授模样庄严尊贵，离解剖桌给人带来的不愉快感相当遥远，他的椅子位于高处，他身着考究的学者服饰，这些好像都暗示着在开展解剖的环境中，他地位最高。不过，有些历史学家主张知识最渊博、经验最丰富的是示教讲师，他靠近尸体，掌握着关于他指出的身体结构的一手知识。显然有些教授时而充当朗读者，时而充当示教讲师。

然而，所有这些看起来是为了传授解剖学知识，但其实真正的目标大不相同。历史学家和学者尚未对这种离奇的状况充分展开思考：教授朗读，学生倾听，示教讲师用教鞭指点，解剖员下刀并翻寻尸体的内脏，然而没有人学到新知识——在中世纪，医学和解剖学教育从未实现求真务实的目标。历史学家南希·西赖希（Nancy Siraisi）[6]已经指出，事实上这种体验仅仅意在阐明古代文本！

这就是维萨里这个大人物登上历史舞台时的矛盾状况。安德雷亚斯·维萨里（Andreas Vesalius，1514—1564年）是布鲁塞尔本地人，出身于因医师辈出而声名显赫的家族。他的曾祖父当过马克西米利安一世之妻勃艮第的玛丽（Mary of Burgundy）的宫廷医师，他的祖父撰有一本评论希波克拉底的《格言》（Aphorisms）的书，他的父亲是查理五世（Charles V）登上帝位之前所用的药剂师。

维萨里拥有毫不畏缩的决心和恒定的目标。他曾在鲁汶、科隆和蒙彼利埃（Montpellier）学习。1535年，

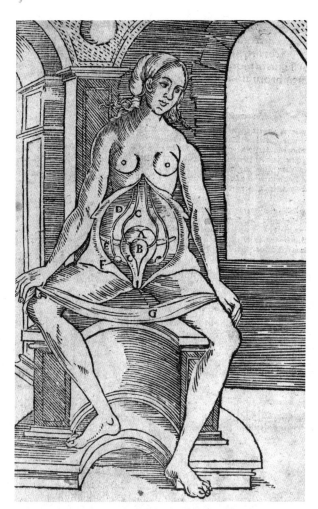

图 1.3　蒙迪诺·德·里尤兹所著《解剖学》中的插图，展示了当时对于胸腔（右图）和女性生殖器官（左图）的解剖学认识（来源：Wellcome library）

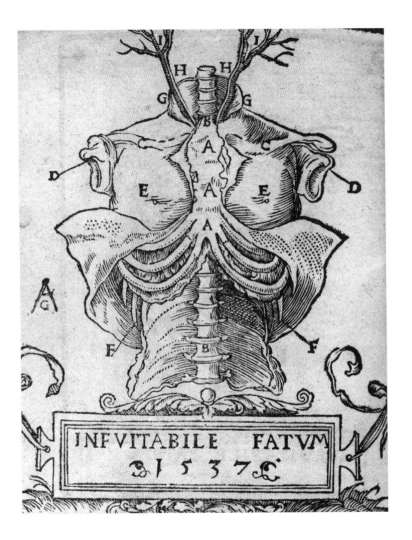

INEVITABILE   FATVM
1537

他去巴黎进行了许多次公开解剖，之后去了低地国家和意大利。他希望掌握关于人体结构的精确知识，后来，他回忆起为这个梦想（也可以说痴迷）而忍受的艰难困苦。据维萨里说，他在巴黎的公墓花了很长时间翻看骨架。有一次，他和同伴遭到一群野狗攻击。他去鲁汶大学的时候，大半夜从绞刑架上取走被处决之人的骨头，为的是组成一副骨架。他在自己的卧室里解剖尸体长达几周，忍受着恶臭。他敦促医学生们留意病情最严重的那些患者，稍后他们可能去设法获取这些人的尸体。[7]

具备这种勇气的人不可能轻易接受公认正确的传统观点。通过解剖获得的直接经验告诉他，盖伦派的文本漏洞百出，存在着很多不准确的地方，通过动物推得的人体解剖结构也缺乏根据。他认识到了盖伦派的缺陷，而且敢于公开挑战延续了上千年的教条。他的知识、胆魄和抱负都令人印象深刻，同时带来了敌人和追随者。1543 年，他被任命为皇帝查理五世的宫廷医师。查理五世退位后，他继续担任西班牙国王费利佩二世（Philip II）的宫廷医师。

维萨里的传记读起来像一部小说。在宫廷任职期间，成功治愈一位王室成员后，他交了好运。唐卡洛斯王子（Infante Don Carlos）——费利佩国王命运悲惨的儿子 [今天人们还能记得他的名字，主要是由于朱塞

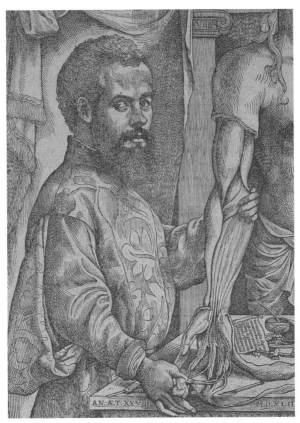

图 1.4　安德雷亚斯·维萨里，来自他的著作《人体的构造》

佩·威尔第（Giuseppe Verdi）的歌剧《唐卡洛斯》]——因一次意外摔倒而饱受伤痛折磨。他跌下楼梯之前，似乎是在追逐一名漂亮的侍女。他头部的伤口感染了，整体健康状况因之大受影响。这一地区最有名的医师都被召来了，费利佩也派来了自己的御医（protomédico），然而这些人的治疗都没有见效。西班牙宫廷对维萨里持怀疑态度：他终究是佛兰德人，而当时这一地区正在公开反抗西班牙王权。身为医师，维萨里声望极高，对西班牙宫廷中那些心怀妒羡的同行也从不逢迎讨好。他的建议遭到了忽略。

然而，王子的健康状况进一步恶化，人们越发惊慌失措。病人的外表十分可怕：肿胀无情地扩大，扭曲了他的面容，持续不退的高烧让他的身体衰弱下去，也让他心烦意乱。参与治疗的医师们焦虑起来，这位出身高贵的病人陷入昏迷后，他们绝望了。科学失败了，人们就乞灵于宗教。一队戴着兜帽的苦修者在王子的病房外行进，用普通鞭子、皮带、九尾鞭和其他刑具猛烈地抽打自己的裸背。可是这对病人的状况毫无助益。然后，一位方济各会修士迭戈·德·阿尔卡拉（Diego de Alcalá）——他在将近一个世纪前入圣，被广泛认为拥有神奇的力量——木乃伊化的尸体被请了过来，同日渐衰弱的王子在同一张床上躺了整整一夜。让宫廷失望的是，连和圣遗物如此接近都没能让唐卡洛斯王子的临床状况有所改善。

万不得已，王子的照管者们虽说是狂热的天主教徒，却毫无内疚之情地让一名来自巴伦西亚（Valencia）的摩尔庸医——他是穆斯林，通常被叫作平特雷特（Pinterete）——开出了一些"万灵药"。这些"万灵药"没能治愈年轻人的病痛，那之后他们才最终接受了维萨里提出的疗法，其中包括一次切开眶壁外侧的环锯术。治疗完成后，唐卡洛斯迅速痊愈了。因此，维萨里的声誉飞涨，费利佩国王也对他敬重有加。然而，国王将王子的痊愈归功于在迭戈·德·阿尔卡拉的神圣遗骨旁度过的那一夜，而非维萨里的大胆治疗。

维萨里的死亡和他的人生一样富有戏剧性。他前往圣地朝拜，具体情形不是很清楚。一种说法是，有位生前备受尊敬的人去世后不久，维萨里着手解剖他的尸体，打开胸腔后震惊地看到心脏还在跳动。为了避免被宗教裁判所逮捕，维萨里依靠自己享有的王室庇护，乘船前往圣地赎罪。

然而，他再也没有回来。一种记载是，他搭乘的船在扎金索斯岛（Zacynthus）——希腊伊奥尼亚群岛中最大的岛之一，位于群岛最南端——沿海失事，这名伟大的解剖学家设法上了岸，却死于伤病。另一个版本没那么刺激，但应该更加可信：维萨里在船上生了病，由于船员们怀疑他患的是瘟疫，都害怕被他传染，因此他不得不下船。不管哪一种说法是真实的，维萨里都被埋葬在扎金索斯岛上阳光灿烂的葡萄园里。

维萨里的不朽名声很大程度上靠的是他创作的七卷本《人体的构造》。这是一部杰作。威廉·奥斯勒（William Osler，1849—1919 年）将它赞颂为有史以来最伟大的医学著作，医学史家在评选"十大杰出医学发现"时也将它排在第一位，同威廉·哈维发现血液循环并列。[8] 这本书对身体各部位做出了精确的描述和出色的描绘，这种赞美绝非夸大。中世纪长期存续的胡编乱造最终被推翻，生理学现在可以建立在稳固的基础上了。

这本书驳斥了不合实际的观念，例如存在连通两心室的小孔，子宫腔共分成七个小室，大脑和睾丸间有直接联系，等等。倘若维萨里的这本著作不具备至高的美感和艺术价值，它的影响力可能会减弱不少。《人体的构造》一书木刻版画插图绘制者的身份争议重重，但我们知道的是，他们在文艺复兴大师提香 [蒂齐亚诺·韦切利奥（Tiziano Vecellio），1488/1490—1576 年] 的作坊里工作，也有人指出，提香本人可能参与设计或绘制了至少一部分图画。维萨里本人热心指导绘制工作，确保书页上不出现任何不准确的地方。每个细节都要对照真实模特反复检查。维萨里自己进行过解剖,不理会盖伦派那些所谓权威的见解,毫不动摇地要求艺术家尽最大可能按照亲眼所见绘图,无视他们审美观念的暗示。

这些图画不光是解剖学插图,也是绝佳但多少让人不安的艺术作品。其中一部分到今天依然有名。为了展现肌肉,画师画出了皮肤被剥掉的人体。在文艺复兴时期,被除去皮肤的人体——以平面或雕塑形式表现——在解剖学教育中得到了广泛应用。在那个醉心于希腊罗马遗物的时代,被剥了皮的人体(法语 écorchés,意大利语 scorticatti,西班牙语 despellejados)这一主题能够引起特殊的共鸣,因为它呼应了玛息阿(Marsyas)的故事。他是个好色之徒,因胆敢在吹笛比赛中公然挑衅神灵而遭到阿波罗的惩罚,被剥了皮。文艺复兴时期受过教育的人都相当熟悉这个神话。

画中人的臂肌和腿肌都同上面的附着点分离,如破布般垂挂着。他们的体腔暴露出来,颅骨也打开了。尽管如此,他们却摆出了优雅的姿态,仿佛正在跳小步舞、读书、在田园诗般的风景中漫步。正如一位法国艺术评论家兼随笔作家所言,这些尸体固执地"拒绝扮演尸体的角色"。[9]悲惨的肉体毁坏和若无其事的态度构成了鲜明对比,创造出了一种梦幻般的效果。

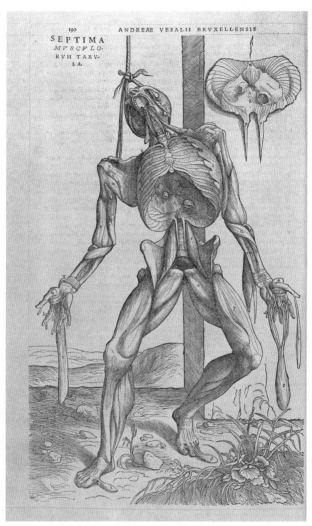

图 1.5 《人体的构造》插图

HVMANI COR-   PORIS OSSIVM CAE
TERIS QVAS SV-   STINENT PARTIBVS
LIBERORVM, SVAQVE   A SEDE POSITORVM EX
latere delineatio.

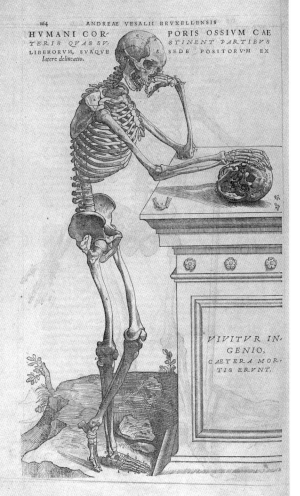

VIVITVR IN-
GENIO,
CAETERA MOR-
TIS ERVNT.

在一幅木刻版画中，一条绳子将一个被剥了皮、腹壁也被移走的人吊起。然而这条绳子是松垂而非绷紧的，所以尸体并非完全直立：膝盖弯着，头部也向后倾斜。此人的手臂稍稍伸开，前臂肌肉松松垂挂着，由下面手指上的附着点连接，像纵向开衩的袖子，长条状的皮肉依然连着"袖口"。这幅画很有感染力。然而此人的横膈膜被钉在墙上，提醒我们这幅插图的主要目的是解剖学教育。另一个人保留了部分面部皮肤，传达着一种奇怪而动人的忧伤情绪，虽说他出现在那里，也是为了教育目的：我们看到，他小心翼翼地将自己的一部分骨架安放在地上，靠着墙。

维萨里对骨骼学特别关心。他的著作开头就在研究骨骼，这部分在书中所占的比例也最大。有些最出色的插图就出现在这里。其中最著名的一幅展现的是一具骨架沉思而立，左肘搁在一张高桌上，左手背托着脸。这具骨架"凝视"着置于桌上的一个头骨，将右手轻轻搭在头骨上。这是一个迷人的形象：死者陷入了对死亡的沉思。在此书第一版中，桌子上有这样一行说明：Vivitur ingenio, coetera mortis erunt.（天才永生，其他都终有一死。）

维萨里的成就的的确确是革命性的：身体乃至医学观念都被就此改写了。他的学生延续并扩展了这项工作，这里只提其中最有名的几位。

马泰奥·雷亚尔多·科隆博（Matteo Realdo Colombo，1516？—1559 年）在这位大师之后担任比萨、帕多瓦（1545—1548 年）和后来罗马（1549 年到他去世）的解剖学与外科学教授。大师和学生之间出现了摩擦，这并不罕见。科隆博指责维萨里做出了矛盾和错误的描述，特别是在出版的作品中使用了公牛而非人类的眼睛和舌头。科隆博的主要作品是《新解剖学（十五卷）》（De re anatomica libri XV），在他去世后才出版。他同米开朗琪罗（Michelangelo）有私交，希望请他来给自己的书绘制插图。由于年老体衰，这位艺术大师没能参加这一事业。要是他参加了，此书的光辉甚至可能盖过《人体的构造》。

《新解剖学（十五卷）》的第十五卷（今天我们会说"章"）是内容最丰富的一卷，开创了病理解剖学研究。这位解剖学家描述的并不是正常的构造，而是他在研究过程中见到的许多异常情况，包括心内血栓、静脉钙化、肾和肝胆结石、食道静脉曲张、处女膜闭锁等等。[10] 科隆博还承担了替圣依纳爵·罗耀拉（Saint Ignatius of Loyola）——耶稣会的建立者——验尸的任务。这位圣人深受许多胆结石折磨，其他器官里可能也有"石头"（报告文字比较含糊）。[11]

科隆博可能发现了肺循环，虽然这一点极有争议。有些历史学家认为，阿拉伯医师伊本·纳菲斯（Ibn al-

Nafis，死于 1288 年）在早于科隆博近 3 个世纪做出了这一发现。此外，被日内瓦的加尔文派信徒以异端罪名处决的西班牙神学家兼医师米格尔·塞尔维特（Miguel Serveto，1511?—1553 年）在题为《基督教信仰恢复》（Christianismi restitutio）的书中提到了他对肺循环的发现，当然这主要是本神学著作。

维萨里的另一位后继者巴尔托洛梅奥·欧斯塔基奥（Bartolomeo Eustachio，1520—1574 年）在某些方面超越了这位大师。他致力于口腔解剖学，非常详细地描述了牙齿的形态和发育。他是辨认出牙髓、牙根管、牙釉质、牙本质、牙周膜的第一人，还检视了口腔和舌头的肌肉系统，可能因此被看作现代牙科学的创立者。他的调查研究也延伸到了身体的其他部位。一些人认为他是肾脏解剖学的先驱，[12] 解剖学学生们也能在咽鼓管（eustachian tube）——连通鼓膜室和鼻咽部的一个构造，让鼓膜两侧的压力能够实现平衡——这个词中辨认出他的名字。

维萨里的学生加布里埃尔·法洛皮奥（Gabriel Fallopius，1523—1562 年）撰写了《解剖学观察》（Observationes anatomicae），其中有对中耳和内耳的解剖学描述，精湛地分析了人耳的复杂结构，如耳蜗和听小骨。他对两性的生殖器官也感兴趣，其名字同输卵管（fallopian tubes）联系在了一起。有趣的是，他的名字跟安全套的历史也有点关系。他听说梅毒被早期前往美洲的探险者带回欧洲，并变得异常致命，于是着手设计一种阴茎套。它是用亚麻布做的（橡胶和乳胶当时还没有发明），大概会根据个人尺寸来裁剪，出于治疗目的，里面会塞满药草和盐，出于美观目的，保护套底部会用彩色缎带扎好。在《论高卢病》（De morbu gallicum）一书中，法洛皮奥称他在1 100多名男性身上进行了临床试验，一名都没有患上梅毒。然而，将法洛皮奥当成安全套的"发明者"是错误的。这类护套在遥远的古代就得到了应用——在古埃及用芦苇制作，在古代中国用上油的丝绸制作，在不同时代的许多不同国家用鱼鳔和动物肠衣制作。

阿夸彭登泰的希罗尼穆斯·法布里齐乌斯（Hieronymus Fabricius ab Aquapendente，1537—1619年）是法洛皮奥的爱徒，被称作"（威廉·）哈维的指导教师"。他对循环系统的研究——特别关注静脉瓣膜[13]——让他发现了静脉血循环的方向是向心的（之前人们都相信是离心的）。他对鸡胚胎发育的研究异常详尽，所附的插图也异常考究，有些人因此将阿夸彭登泰的法布里齐乌斯看作"现代胚胎学之父"。他的胚胎学观念体现在《论胚胎的发育》（De formato foetu，1604年出版于威尼斯）一书和其他著述中，该书有现代英文译本。[14]有趣的是，他还有

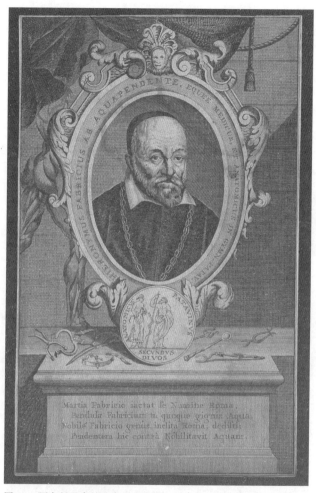

图 1.6　阿夸彭登泰的法布里齐乌斯，被称作"维萨里时代的最后一名伟大解剖学家"（来源：Wellcome library）

一部著作致力于研究动物的语言（*De brutorum loquelâ*，1603 年出版于帕多瓦）。

　　尽管阿夸彭登泰的法布里齐乌斯被称作"维萨里时代的最后一名伟大解剖学家"，可他既不是最后一个，也不是维萨里的直系学生。16、17 世纪是描述性解剖学的黄金年代，无数学者致力于探查人体结构。在意大利，这类学者包括莱奥纳尔多·保塔罗（Leonardo Botallo，1530—1571 年）、切萨雷·阿兰齐奥（Cesare Aranzio，1530—1589 年）、朱利奥·卡塞里奥（Giulio Casserio，1552?—1616 年）等等。在别处也出现了优秀的研究者，比如德意志的约翰·格奥尔格·维尔松（Johann Georg Wirsung，1589—1643 年，"维尔松胰管"是输送胰液的管道）和荷兰的阿德里安·凡·登·斯皮赫尔（Adriaan van den Spieghel，1578—1625 年，"斯皮赫尔叶"）。随着时间的流逝，这类杰出人物也越来越多。

　　标绘人类身体全貌的比赛还在进行。航海家会在所"发现"的土地上留下自己的名字，与之类似，解剖学家——人体内部空间的绘图师——也用自己的名字替新揭示的身体部位命名。他们都是维萨里的精神后裔，因为他们继承了这样的内心信念：要用自己的而非仆役的双手去采撷解剖学知识；要相信自己的眼睛，而不是古人的话语或权威的力量。

第二章 外科学的兴起

在医学学科当中，外科学可以说是"从赤贫到暴富"。外科医师原本备受轻视，被看成教育水准低下的江湖医生，现在则成了备受奉承的先锋医学巨星；他们原本被视为实施活体解剖、铁石心肠的半吊子，现在则成了经验丰富的专业人才，并享有科学技术提供的最先进资源的协助。

这一行当的历史可以追溯到遥远的古代。有证据表明，环钻术——又称环锯术，即出于巫术或治疗外伤、疾病的目的在头骨上钻孔——在史前时代就得到了运用。秘鲁的情形尤为突出，sirkak（印加外科医师）的技艺达到了极高的水准，竟可以用环钻术来处理颅骨骨折、癫痫、感染、头皮疾病、精神疾病和其他状况。他们的环钻术是这样完成的：钻孔、环切、横锯或刮削头骨。这些医师使用的是金银铜质地的凿子、黑曜石刀、鲸齿制作的刮削器和其他原始器械，它们可以充当骨起子、保护脑膜的装置、缝合材料、止血器等等。利用这些资源，在危险的情况下，美洲土著居民动这种手术的存活率是 70%，[1] 头骨上手术孔周围的骨愈合痕迹就可以证明。与此相比，在 18 世纪的欧洲，环钻术几乎100% 致死。19 世纪上半叶，外科医师们开玩笑说，大概只有脑袋被撞了的医生才有胆子打开病人的头骨。

据说秘鲁人利用了树脂中的抗菌成分，例如所谓的秘鲁香 [从一种叫作秘鲁香脂树（*Myroxylon pereirae*）的豆科植物中流出的树脂状物质]，还有鞣酸、皂苷、肉桂酸，尸体防腐过程中也会用到这些物质。就麻醉而言，可能用到的成分来自原产于他们所居住的安第斯山脉的药草，例如古柯、丝兰等等。由发酵玉米酿制的酒精饮料——奇恰酒（chicha）——可能起到了相近的作用。古代秘鲁人并不像我们一样生活在拥挤的状况下或巨大的城市聚落中，这就进一步防止了感染。拥挤的环境让细菌有机会在人与人之间多次连续传播，从而增大微生物的毒性。在自一处培养基向另一处的转移过程中，一代代的细菌能够获得新的活力。此外，古代秘鲁人没有我们这种医院。这一点并非神秘之事：如今的院内（"自医院获得的"）感染是发病和死亡的一个重要原因。

20世纪的一些秘鲁神经外科医生感佩祖先们取得的成绩，决定采取大胆而值得怀疑的举措，在几名病人身上用自秘鲁国立考古博物馆里借出的古代印加环钻术器械进行了手术。这一奇怪的"实验历史"尝试的结果得到了发表，它表明古代器械在手术的所有阶段都表现得可圈可点。[2]

寻找其他关于外科技艺早期贡献的证据时，我们必须关注印度，马克·吐温将这个国家称作"历史的母亲、传奇的祖母、传统的曾祖母"。后吠陀时代（公元前800年到公元1000年）的印度兴起了以"阿育吠陀"（Ayurveda，"生命科学"）之名为人所知的医学体系，大部分配方包含在记录最古老口头传统的文本里。这一人称《妙闻集》（*Sushruta samhita*）的文本主要讨论外科学，它有184章，提到了1 120种不同的病理状态。

《妙闻集》要求研究解剖学，可在一种痛恨直接切开或处理尸体的文化中，这是怎么做到的呢？那就要将尸体置于笼中，沉到河里的隐秘处。尸体会在那里腐烂，若干天后，想学习解剖学知识的那些人就可以用草根制成的扫帚清理掉易碎的组织。这样，不需要直接接触尸体，学生就可以检视"所有器官，不管是大是小，在体内还是体外"。显然,《妙闻集》中这种剥离腐烂组织的方式既不实际,也不能恰当地展示出人体结构的细节。至于是否有很多学生通过这种方式掌握了丰富的解剖学知识,是应当存疑的。

《妙闻集》里推荐了数种练习方式,供有抱负的外科医师练手:用锋利的刀子雕饰水果,将布片缝在一起,用绷带包扎内有填充物的玩偶,用探针触碰芦竹的内壁,取出某种水果的种子,等等。这些都意在让医师稳定情绪,增进双手的灵巧程度。因此,进行过练习的外科医师就可以敏捷熟练地运用其工具——当时已经发明了相当数量的外科器械。有趣的是,镊子、探针、剪刀、刀子以及各式各样的其他器械都经常被做成动物的形状。我们可以想象,印度医师用"鸦嘴镊"拔出病人脚上的刺,或在设法夹住较大异物时让助手把"狮头钳"递过来。

缝合是用来自中国的蚕丝完成的,有时还会用大麻线、亚麻线、棉线、编在一起的马鬃(秘鲁人在缝合头皮创伤时,有时只是将头发系在一起,来让伤口两边接合)。蚂蚁头还可以被当作订针,这种对自然资源富有创意的灵活运用不光出现在古印度,也出现在一些并无文字记录的文化中,直到相当晚近的时候都还有人使用。某些品种的蚂蚁的颚部——它们像鱼钩一样弯曲,

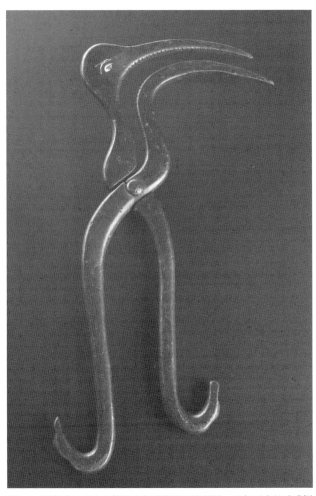

图 2.1　阿育吠陀医学会使用动物形状的医疗器械，比如图中的鸦嘴镊

特别坚固——是缝合伤口边缘的出色材料，吉多·马伊诺医生（Dr. Guido Majno）拍下的照片优美地展现、说明了这一点。[3]

享有这些资源的印度医师创造了奇迹。就修补撕裂的耳垂而言，他们所用的技术领先欧洲外科医师至少两千年。与之类似，古印度发明的修补残缺鼻子的技术（鼻整形术）——自前额上揭起一块皮肤，将它移下来，改造成新的鼻子——直到今天都还在使用。

他们的解剖学知识可能相当匮乏，这一点令人遗憾，然而若干世纪以来的实践经验让他们了解到了重要的事实。他们意识到了身体的特定点具有特殊的性质，他们称其为 marmas。他们也知道，哪些特定点遭到损伤的话会造成严重后果。因此，他们可能对神经一无所知，却清楚要是某些关键点遭到严重击打或穿刺，就会造成瘫痪。与之类似，他们能够判断身体上的哪些点受伤最可能导致大出血，也了解要是将刺进哪些点的武器突然拔出就可能导致死亡。

然而，不管古代世界的外科医师具备何等的创造性和聪明才智，不论是在印度还是别处，他们基本上都只能在体外和四肢上下功夫。打开胸腔和腹腔无异于杀死患者。的确如此，原因有以下几点：他们对解剖学一无所知，大出血风险始终存在，大手术会造成可能导致休克的剧烈疼痛，术后会出现感染。外科行当就是要同这条"四头蛇"抗争。可它的进步不会是线性和一帆风顺的，这是条无规律的曲折道路，有时还会出现令人气恼的明显退步期。

中世纪的杰出阿拉伯医师继承了源自埃及、巴比伦，以及后来的希腊和罗马的丰厚古代传统。希腊－罗马文化中的最后一批伟大医师已经开始推动外科技艺的进步了。奥利巴修斯（约325—约400年）和盖伦一样，是生于帕加马的医师，他将盖伦的著作编成了七十卷的《医学文集》（Collectiones medicae）。[4]奥利巴修斯切除过性病湿疣，还识别出不能通过外科手术治愈的癌症病灶。埃伊纳岛的保罗（约625—约690年）撰写了七卷本的《摘要》（Epitome），其中第六卷专门讨论外科学。他在书中给出了关于怎样止血的说明，描述了切除鼻息肉和痔疮的技术以及包皮环切术，写到过对静脉曲张的治疗和从身体多个部位拔出箭头的方法，也提供了对气管切开术的第一份详细描述。[5]

著名的波斯医师拉齐斯（阿布·贝克尔·穆罕默德·伊本·扎卡里亚·拉齐，约865—约925年）在腹部外科手术方面进行了几次尝试，据说是用动物肠衣充当缝合线的第一人。传说哈里发请教他在巴格达哪里建造医院最合适，拉齐斯下令把肉片挂在城中各处，将肉片腐烂用时最长的地点（那里的苍蝇应该是最少的）选定为医院所在地。拉齐斯创作了一部百科全书式的著作《医学集成》（*Kittab al-hami*），几乎汇集了10世纪时能够获得的所有医学知识。他所著的《论天花与麻疹》（*Treatise on Smallpox and Measles*）也成了数个世纪里备受重视的工具书。

阿维森纳（阿布·阿里·侯赛因·伊本·阿卜杜拉·伊本·西拿，980—1037年）可能是伊斯兰世界最有影响力的治疗者和哲学家，他撰写了一部医学著作，在西方被称作《医典》（*Canon of Medicine*）。在哲学方面，他的观点据说直到今天还影响着某些伊斯兰思想流派。他对外科学的贡献则相对有限。不过，阿维森纳是一位非凡的外科医师，似乎也是在即将出现窒息的情况下使用经口气管插管术的第一人。

阿尔布卡西斯（阿布·卡西姆，约936—约1013年）是一位西班牙裔阿拉伯医师（他出生在西班牙科尔多瓦附近），在欧洲声名远扬。他的著作《医学宝鉴》（*Al-Tasrif*）是一部多卷本的医学百科全书，对外科学的讨论占了很重要的一部分。同大部分阿拉伯外科医师一样，他将烧灼大血管当作一种止血方式。他描述了取出膀胱结石（在中世纪和近代早期显然十分常见的一种状况）的过程：将一根手指伸进直肠，推着结石往下移动，直到结石降到足够靠下的位置，然后在会阴处开一个小口将其取出。这一程序肯定不容易执行，这也说明他在外科手术方面技艺老练。他在著作里详细描述了当时所用的各种外科器械，书中还配有精美的插图。书里有关于取出箭头、处理骨折、上肢脱臼复位的宝贵建议。他的著作被翻译成希腊语和拉丁语，启发了文艺复兴时期的欧洲外科医师，比如14世纪法国的居伊·德·肖利亚克（Guy de Chauliac，约1300—1368年）和约3个世纪后意大利阿夸彭登泰的法布里齐乌斯。

迈蒙尼德（希伯来语中叫摩西·本·迈蒙，1135—1204年）既是医师，也是神学家、哲学家、犹太教精神领袖。为了逃离反犹迫害，1148年至1165年间他在西班牙南部、法国、北非等地旅行，因此他对外科学的贡献相对有限。迈蒙尼德的主要兴趣在于内科学。他撰写了对盖伦和希波克拉底著作的注释，通过自己的批判性分析使之丰富充实。他格外重视精神问题，也注重灵魂的激情和扰动对身体健康的影响。

同一时期，欧洲的情况再可怜不过。除了学习过阿拉伯医学的犹太人，欧洲就没有受过训练的外科医师。可是，这些犹太人的工作受到天主教会的严格限制。萨勒诺（Salerno）的著名医学院[6]在10世纪创立时，所有指导教师都是犹太人。出现了发展外科学的尝试，不过，由于他们对解剖学的理解相当粗浅，这一尝试以失败告终。宝贵的阿拉伯文著作让知识之火不至于熄灭，然而它们也保存了盖伦在解剖学方面的错误观念。

根据历史学家南希·西赖希的观点，6—11世纪的拉丁西方几乎没有出现新的外科学知识，当时外科学还没有同其他医学领域区别开来。[7]后来，拉丁语作者们受阿拉伯语著作中保存的知识体系激励，开始生产自己的文本。西方的这场医学、科学知识复兴想必遇到了数不清的困难。阿拉伯语文本往往是在译成阿拉伯语的希腊罗马文本的影响下写成的。重新翻译带来了迷惑和误解，让概念和意义从一种语言到另一种、从一种文化环境到另一种的转移变得困难。这些是萨勒诺医学院要面对的问题。

文艺复兴时期，维萨里敢于挑战盖伦的学说，主流知识分子对他严加斥责。就算面对盖伦理论中非常明显的矛盾，抨击维萨里的那些人也乐意捍卫盖伦的观点。例如，维萨里证明人类的股骨头并不是喇叭形，指出这位古希腊大师描述股骨头结构时所用的其实是四足动物时，论敌们的反应是，盖伦不会说谎，如果人类的臀部同他的描述不符，那么原因就是人类的骨骼结构发生了变化。他们声称，这种变化之所以出现，是因为若干世纪以来人们穿的不是古人那种宽大的束腰外衣和托加袍，而是紧身裤。

萨勒诺医学院不光是刺激了欧洲医学的发展，还形塑了医疗职业。它为学习医学知识建立了框架，而从前，医学学习混乱而不正规，时常由江湖郎中和庸医主导。萨勒诺医学院甚至规定了医师们应当遵守的行为准则，让医疗职业变得比较体面。

可是，对外科医师的描绘依然带有明显的负面色彩。一些实行外科诊疗的神职人员的胡作非为，比如收取过高的费用，让教会警觉，教会也担心病人在治疗过程中可能遭受伤害。因此，1139 年的拉特兰（Lateran）会议上颁布了一项法令，对通过医术获利的神父和修士加以谴责。1163 年的《图尔诏书》（Edict of Tours）进一步加强了限制，断然宣称"教会痛恨流血"（Ecclesia abhorret a sanguine）。神父不能用血污的双手主持圣餐礼。由于神职人员——中世纪教育水准最高的阶层——被剥夺了进行外科诊疗的资格，这项活动就落到了缺乏教养和学识的人手中。那是巡回外科医师的时代：粗野、饶舌、虚伪、长于欺诈的人在镇子或乡村市集上动手术，然后由于害怕他们的笨拙工作必然会招来的报复，很快逃匿了。难怪蒙彼利埃医学院会取消外科学课程，还警告学生们远离这一可疑的领域。

在法国，截至中世纪晚期，开业行医的治疗者有三类。地位最高的一类是内科医师，他们懂拉丁语，自大学教育中获益，接受过经院哲学缜密的训练。他们的角色是开药方和提供建议。地位低一些的是穿长袍的外科医师，他们是亲自动手的实践者，可以包扎伤口、处理骨折、涂敷药糊和膏药，但不会进行切割或介入性操作，这样就不会被血液玷污。地位最低的是"理发师兼外科医师"，其特征是身着短袍。实际上他们是理发师，最早的职业是给修士剃须——1092年时教会颁布了一项法令，禁止修士蓄须。在同行当中，他们就像是"贱民"。他们能够给病人放血，切疖子，进行别的介入性操作，但他们不懂拉丁语，没有受过大学教育，被更加高贵的同行看作卑贱者。这些区别用了很长时间才消失。

在伦敦，理发师行会在1376年依照法令成立。外科医生社团在1365年建立，其后缓慢发展，并于1462年获得了王室特许状。牛津教务长吉尔伯特·基默（Gilbert Kymer）曾向国王亨利五世（Henry V）请愿，要求对全部医疗从业者施加管控，将他们都置于内科医师的指导下。妒忌和私利挫败了谋求联合的努力，不同团体间的纠纷持续了100多年。1540年，亨利八世（Henry VIII）签发了一份特许状，将理发师和外科医师合并到同一个行会里，它后来变成了皇家外科医师学会。

文艺复兴开始一段时间后，原先这种外科医师和理发师行业混为一谈的状况依然存在，军队外科医师的职责之一是在军事行动期间给军官们剃须。1687年，法国的外科医师们在成功地给路易十四进行肛瘘手术后获得了王室的垂青，因此赢得了社会声望。在英格兰，虽说外科医师的地位有所提高，但直到19世纪，内科医师仍对外科医师心怀疑虑。

整个欧洲的状况都是如此。随着外科学的合法化，出现了对从业者的教育加以管控的需求。外科医师的教育主要采取学徒形式，学徒们通常依附于要求甚高的师长，生存状况相当艰难。一般来说，学徒在师长住所附带的昏暗阁楼里寄居，食不果腹，被人呼来喝去、随意呵斥。学徒要早早起床，给人剃须，包扎患有溃疡的肢体，给有需要的人——根据当时通行的医学观念，几乎是所有人——放血。

然而，有了天赋和好运，出身卑微的无名小卒也能出人意料地大放异彩。欧洲文艺复兴时期最伟大的外科医师昂布鲁瓦兹·帕雷（Ambroise Paré，1510—1590年）就是如此。他生于一个不算富有的法国平民家庭，在好几名当地师长手下做过学徒，他在回忆录里自以为是地告诉我们，这些人都"因他的飞快进步而震惊"。后来，他前往巴黎继续求学，以成为理发师兼外科医师。1533

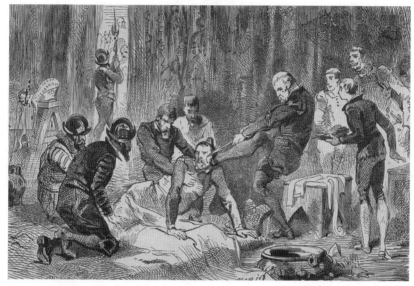

图 2.2 昂布鲁瓦兹·帕雷（1510—1590 年）从受伤的士兵头部拔出长枪的枪尖

年，他在主官医院（Hôtel-Dieu hospital）工作，在那里学习了解剖学并目睹了一场瘟疫的流行，积累了丰富的经验。1536 年，他应召入伍，担任外科军医。军中并不存在常备医疗队，外科医师们在战时自愿入伍。然而，高级军官——通常是贵族阶层成员——可以"邀请"能力出众的著名医师在他们的战旗下效力。这样的邀请基本没有人会拒绝。

1536 年，国王弗朗索瓦一世（François I）向米兰公国派遣了一支远征队，对斯福尔扎（Sforza）公爵暗杀他的一名代理人之事施行报复。帕雷随勒内·德·蒙让（René de Montejan）上将指挥的军队行动，因此接触到了战争的残酷。攻占一座城堡期间，在名叫苏塞隘口（Pas-de-Suse）的地方，他目睹了令人深深不安的野蛮一幕。

他被领到一间马厩里，三名受伤的士兵靠墙躺着，"他们的脸整个儿毁了，看不见，听不见，说不出话，衣服也被打中他们的炮弹的火药烧掉了"。一名老兵问帕雷，有没有办法把这几个人治好，听说没办法以后，"他忽然走到那些人身边，立刻割断了他们的喉咙，神色平静。看到这种可怕的残忍举动，我告诉他，他是个邪恶的人。他回答说，他向上帝祈祷过，要是自己受了这种伤，得有个人同样帮他一把，而不是让他在痛苦中煎熬"。[8]

在作为外科军医参加战事期间，帕雷做出了一项重大发现。直到那时，火绳枪造成的伤口都被认为是有毒的。帕雷在自己的著作里引述了当时盛行的医学观念："火绳枪伤的危害源自子弹或火药带有的毒物，子弹被火加热后会暴烈地撕裂击中的身体部位，但源自灼烧或腐蚀的危害要比毒害小得多。"据说治疗这类伤口的方法是把滚油[最好是接骨木——接骨木属（*Sambucus*）的乔木或灌木——的油]倒在整个伤口上，然后用红热的铁块加以烧灼。

有一天，分给他的油用光了，他忽然想到，将一种由鸡蛋黄、玫瑰水、松节油混合而成的"助消化"药剂敷在伤口上。那天晚上他基本没睡，担忧着这一试验性疗法可能造成的后果。第二天一早，他十分惊喜地看到，伤口上敷了他调制的药剂的病人状况稳定，正在舒舒服服地休息，而那些接受了滚油加烧灼疗法的倒霉鬼发起了烧，疼痛难忍。从那时起，帕雷"决定再也不那样残酷地烧伤被火绳枪击中的人了"。

有人曾说，"火药发明了外科学"。帕雷一次又一次看到战争造成的恐怖肉体创伤和血泪，做出了他最伟大的发现：新的、更有效的止血方法。在那之前，标准的做法都是用烧红的铁块来烧灼，"（这是）能够言说的最残酷、最可怕之事，给病人带来极大的痛苦"。新遭到灼烧的组织相当脆弱，它们会腐坏，不可控制的大量出血经常是致命的。即便疼痛、惊吓和失血都没能让不幸的受害者送命，坏死组织的感染通常也会结束他们的性命。

帕雷相信，他想出来的这种疗法是上帝的启示。"从来没见过或听说过任何人这样做，也没读到过，除了盖伦在他的《医学疗法》（Method，指 Method of Medicine）第五册中写过，要想阻止血流，就必须捆扎血管的根部，亦即肝脏和心脏。"（他指的是盖伦的这一见解：静脉"起源于"肝脏，而动脉"起源于"心脏。）帕雷的想法在外科学历史上至关重要。他意识到可以通过扎紧被切断的血管的两端来控制出血。在拥有后见之明的我们看来，这似乎显而易见。然而我们必须记住，当时血液循环还没有得到理解，解剖学知识也不过处于成形巩固阶段。在那种环境下，血管捆扎术是一项重大的进步。

1552 年，昂布鲁瓦兹·帕雷又参加了一次军事行动。在围攻凡尔登（Verdun）附近的当维莱尔（Damvillers）镇期间，高级军官们在帐篷里开会时，遭到了蛇炮的袭击。16 世纪的蛇炮是加长版的加农炮，可以让重达 7 千克的炮弹沿长长的弹道发射出去。炮弹击中了帐篷，打烂了一名高级军官的腿。"我不得不给他截肢，"帕雷写道，"而这在不用烙铁的情况下完成了。"那时他发明了一种独特的医用镊子，被生动地称为 bec de corbin，即"鸦嘴钳"（同古印度外科医师所用的器械相似，做成动物的形状），这让他能更轻易地找出在被切断后收缩，可能藏进了组织里的受伤血管。外科医师可以通过这种方式将血管捆扎起来。

有些人将帕雷看作"外科学之父"，其他人则将这一头衔授予苏格兰外科医师约翰·亨特（John Hunter，1728—1793 年）。和帕雷一样，亨特更看重经受过实践检验的疗法，而非基于理论的操作方法，他对于人们普遍接受的观点也不以为意。和帕雷一样，他对诊疗艺术中的本本主义持怀疑态度，没受过大学教育，其医术是在杰出医师——如威廉·切塞尔登（William Cheselden，1688—1752 年）和珀西瓦尔·波特（Percivall Pott，1714—1788 年）——门下充当学徒时获得的。然而和帕雷不同的是，亨特生活在启蒙时代，那时的社会更看重学问，外科学的声望也越来越高。亨特撰写了多部著作，包括《人类牙齿的自然史》（*Natural History of the Human Teeth*，1771 年）、《死后胃部的消化》（*The Digestion of the Stomach After Death*，1772 年）、《论性病》（*Treatise on the Venereal Disease*，1786 年）、《论血液、炎症和枪伤》（*A Treatise on The Blood，Inflammation，and Gunshot Wounds*，1794 年）等等，给解剖学、牙科学、临床医学知识做出了重大贡献。

约翰·亨特性格复杂多面，有不少离经叛道的行为，包括他同盗墓贼之间的联系，这些人给他提供用于解剖的尸体。他喜爱实验，尝试了从人工授精到牙齿移植的不少操作。他脾气不好，和不少同时代的人针锋相对。以上这些都给他的一生增添了传奇色彩，其传记作者们也在这些方面大做文章。[9]他去世得相当突然，可能死于心脏病发作，当时他正因由谁来接替自己在医院中的职位而和同事们激烈争吵。

麻醉术的发展

维萨里和帕雷这两位巨人各自扫平了外科手术发展过程中的一大障碍。一位绘制了身体内部结构的图谱，让外科医师能够始终判明方位。另一位则通过展示怎样避免灾难性的出血，鼓励外科医师尝试更加大胆的处置。然而这些还不够。外科医师还没有找到缓解身体疼痛（身体要被刀子切开，被钳子夹碎，被剪刀撕裂，还要被针刺伤）和避免感染（身体完整性被破坏之后，必然会有感染）的途径。麻醉术的发展为第一个问题提供了解决方法。

人类与疼痛的抗争由来已久。所有文化都使用药草混合物或酒精饮品来使痛觉麻木。古希腊人和古埃及人对鸦片有所了解，可能将它直接敷在伤口上。秘鲁印加人在承受环钻术时会咀嚼古柯叶。动这种手术的外科医师也会咀嚼这种植物，有些人说，医师会在嚼过古柯叶后，把唾液滴在伤口上。中国人有鸦片和大麻，但是根据马伊诺的说法，这两者他们都不用。[10]他们依靠的是天仙子，一种莨菪（Hyoscyamus）属植物，从中可以获得三种强效药：阿托品、莨菪碱和东莨菪碱。东莨菪碱会让人们忘记痛苦的经历，它于 19 世纪 90 年代在德国首次被合成，随后在美国广泛运用，特别是在 20 世纪早期的产科。这种植物的种子（H. niger）在印度被用来治疗牙痛，叶子被制成饮料或可以吸食的混合物。

通过吸入药剂来实现麻醉的尝试同样由来已久，可以追溯到中世纪的阿拉伯医师，他们将"催眠海绵"浸泡在多种药品（鸦片、曼陀罗草、天仙子和酒精）里，然后让病人吸入蒸汽。这在一定程度上可以起到镇痛作用，但是这种麻醉的持续时间和深度可能都达不到大手术的要求。[11]13 世纪的西班牙炼金术士和哲学家拉曼·鲁尔（Ramon Llull，1232/1233—1315/1316 年）发现，要是将硫酸和酒精的混合物进行蒸馏，可能重新获得一种清澈的液体，它起先被叫作"甜硫酸"，后来被称为乙醚。有些人将这一发现归功于 16 世纪德意志植物学家瓦勒留斯·科尔杜斯（Valerius Cordus，1515—1544年）。不管归功于谁，这都是非常重要的发现。乙醚一直被收藏在医师的"武器库"里，用于多种治疗，然而令人惊讶的是，6个世纪后人们才发现，吸入这种物质可以实现深度麻醉。

手术在当时是一件可怕的事情。19世纪早期，外科医师穿着让血液和污物弄得肮脏不堪的工作服，双手通常不戴手套，也不洗。病人神志清醒，被紧紧束缚或捆绑住，在手术过程中疼痛难忍，发出尖叫。手术台是一块带沟槽的木板，血液和分泌物通过沟槽慢慢滴到下面盛满锯木屑的桶里。几十名学生挤在通风条件恶劣的闷热手术室里，围观极度痛苦的病人（有些人说，称他们为"受害者"更确切）。

难怪查尔斯·达尔文年轻时想当外科医师，甚至进了爱丁堡的医学院，却在观看了两场手术以后放弃了这一计划。手术还没完成，他就离开了阶梯教室，达尔文写道："我再也不会参加了……很多年里，那两场手术都让我心神不宁。"[12]外科医师给人们的印象是性格刚毅，不容易反胃，用16世纪一位内科兼外科医师的话说，他们"双手灵巧，眼光锐利，头脑灵活，衣着整洁，心肠慈悲，却没有女人气的多愁善感，不会看到断了的骨头就流眼泪或打哆嗦"。[13]这种刻板印象很大程度上存留在我们这个时代医疗职业的"部落知识"里。外科医师经常被描绘成毫不拖泥带水、富有闯劲、狂暴吵闹的家伙。威廉·亨特（William Hunter，1718—1783年）——那位著名外科医师的哥哥——有这样的看法：外科医师每天都接触听凭他们摆布的身体，这"可能会让他们没那么能容忍反驳"。

的确，在那些残酷的年月里，"女人气的多愁善感"对一名外科医师来说很不合适，而最重要的素质是双手灵巧，因为可恶的痛苦和失血都要维持在最低水准，以免手术中的休克造成病人死亡。因此，手术需要尽快完成。威廉·切塞尔登——英格兰著名外科医师、解剖学家，约翰·亨特的导师——能够在仅仅54秒内完成一例截石术（切除膀胱结石），而这种手术原来要耗费1个多钟头。拿破仑军中的一名外科军医多米尼克-让·拉雷（Dominique-Jean Larrey）男爵（1766—1842年）能够在1分钟内完成截肢手术。镇痛方面的进步，特别是通过吸入气体实现麻醉的现代方法的发现，会大大改变这种状况。

18世纪，吸入气体成了某种时尚。约瑟夫·普里斯特利（Joseph Priestley，1733—1804年）是英国政论家、神职人员、科学家，也是氧气的发现者之一，他研究了其他气体——它们也被称作"空气"。他在《哲学汇刊》（Philosophical Transactions，1772年）中描述的"新空气"包括一氧化二氮，由于能够引起眩晕和傻笑，它后来以"笑气"之名为人所知。在集市和派对上，人们吸这种气体取乐。吸得多的人往往摔倒，但是在这种气体的作用下，他们似乎感觉不到摔倒的创伤造成的疼痛。牙医汉弗莱·戴维（Humphry Davy，1778—1829年）受此启发，在自己身上做实验，用这种气体缓解牙龈发炎带来的疼痛。根据他的报告，在同氧气混合的情况下，一氧化二氮会使人暂时失去意识，他认为这或许可以用来缓解手术过程中的痛苦。然而他并没有继续推进这个有趣的想法。

大概40年后，美国人实现了下一个进步。到19世纪中叶，"令人愉快的气体或笑气"已在美国流行开来，出现了"笑气"派对和公开展示。康涅狄格州哈特福特（Hartford）的牙医霍勒斯·韦尔斯（Horace Wells，1815—1848年）参加了其中一场，他自己尝试过以后，深信可以在诊疗过程中使用笑气。他在麻省总医院组织了一场公开演示，给一名病人进行无痛拔牙。在场的有著名的约翰·C.沃伦（John C. Warren，1778—1856年）医师——演示就是在他的课堂上开展的，还有一帮心存怀疑的内科医师、牙医。在众人的严厉注视下，病人（一个小男孩）被安顿妥当，用上了笑气，然后开始拔牙。演示失败了，男孩疼得尖叫起来。这场挫败对韦尔斯来说过于沉重：不再有人支持他，同行把他当成笑柄，他最终变得潦倒不堪，对麻醉剂上瘾。他因针对妓女的几项卑劣罪行被捕，在狱中自杀。

然而，他的同事和前搭档——马萨诸塞州查尔顿（Charlton）的威廉·托马斯·格林·莫顿（William Thomas Green Morton，1819—1868年）没那么容易灰心。莫顿成了医学生兼牙医。在18世纪的医师口中，乙醚是"所有已知液体中最易挥发、最易燃的"，[14] 在医疗上有许多用途。像一氧化二氮那样，乙醚成了时尚。医学生为取乐开展了"乙醚嬉闹"，他们在嬉闹过程中吸入乙醚以进入昏醉状态，也就是"乙醚狂欢"。对大家来说，看别人出洋相是无穷无尽的乐趣之源。莫顿参加了这种乐事，他注意到，因乙醚而沉醉以后，学生们看上去完全感觉不到乱撞一气造成的伤痛。

美国的其他专业人士也意识到使用乙醚可以降低对疼痛的敏感度。威廉·E. 克拉克（William E. Clarke，1818—1878年）成功运用乙醚实施了一例拔牙手术。出生于佐治亚州的乡村医师克劳福德·朗（Crawford Long，1815—1878年）参加过"乙醚嬉闹"，他在给一名男孩切除脖子上的囊肿之前使用了这种物质。朗医生在一座叫杰弗逊（Jefferson）的小镇上行医，那里只有几百名

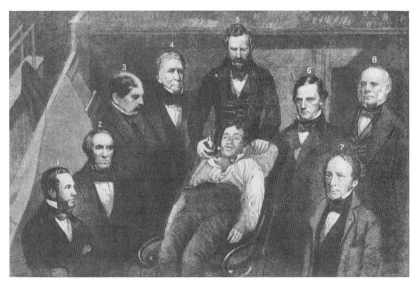

图 2.3 威廉·托马斯·格林·莫顿在麻省总医院展示乙醚的麻醉效果

居民。由于用乙醚充当麻醉剂，他在社区里引起了相当程度的轰动。有证据表明，威廉·莫顿到访过这座小镇，他必然对人们总是在谈的这些实验有所耳闻。朗也是在助产过程中使用乙醚的第一人（1845年）。

莫顿急于证明乙醚就是人类殷切渴望的镇痛剂，他在自己身上尝试，甚至一度失去意识。然后，莫顿组织了一场公开展示，采用了足以排除所有欺诈可能性的设计。1846年10月14日上午10点，一群由外科医师组成的顽固观众聚在麻省总医院的手术室里，准备好嘲笑一连串庸医中的又一个，那些庸医都假装自己革新了外科手术实践。莫顿迟到了，因为他来之前一直在指导装配吸入器。他敏锐地感觉到，前辈霍勒斯·韦尔斯之所以失败，可能是因为麻醉给药不充分。实施麻醉的过程还不成体系，有些人提倡的方法甚至简单到用乙醚浸湿毛巾一角，然后拿到病人鼻子下。莫顿设计了一台带阀门的装置，该装置可以使病人吸入带有麻醉剂的空气，病人呼出的空气则会通过其他通道排出，不稀释或污染进入体内的乙醚。莫顿忙着调试这台装置的最后几个细节，他来到阶梯教室时已经有点晚了，主刀者——著名的沃伦医师——正要划下第一刀，给一个名叫吉尔伯特·阿博特（Gilbert Abbott）的年轻人切除脖子上的血管瘤。

沃伦不耐烦地对莫顿说:"好吧,先生,你的病人准备好了!"莫顿给病人用了乙醚,外科医师开始切除,病人则陷入沉睡,完全没有发出抱怨。随着手术在绝对安静中进行,挖苦、轻视或嘲弄的表情变成了严肃和惊讶。在某一刻,沃伦医师庄严宣布:"绅士们,这不是骗局!"手术做完了,虽说手术快结束时病人有点焦躁,说话不太连贯,但镇痛是有效的。外科学的新时代开始了。[15]

之后不久,手术就可以在完全无痛的状态下进行了。一份享有盛名的医学期刊详细报道了几个案例。[16]世界范围内的赞美迅速随之而来。萧伯纳(George Bernard Shaw)调侃说,麻醉术的出现是给人类帮倒忙,因为它意味着"随便哪个傻瓜都能当外科医生";除此之外,这项发现得到了纯粹的热情欢迎。不幸的是,贪婪和营利之心与它相伴。莫顿和一名亲密助手查尔斯·杰克逊(Charles Jackson)堕落到了搞欺诈和廉价江湖骗术的地步:用染料改变乙醚的外观,添加芳香油来掩盖它特有的味道,试图让它以华而不实的崭新名字"忘川气"(Letheon)[a]获得专利权。然后他们坐等发家致富。

他们的计划没能成功。沃伦医师等人称这一企图很不道德,因为他们竟然想要剥夺一些人免受疼痛之苦的

---

a Letheon 一词源自希腊神话中的 Lethe,即冥界中的忘川之意。——译者注

权益，而任何人都应该享有这一权益。莫顿和杰克逊被迫撤回专利权申请。起初，这两人自称是乙醚麻醉术最早的共同发现者。后来，威廉·克拉克对他们的自我标榜提出质疑，克劳福德·朗在富有影响力的朋友们的敦促下，也无奈地对此提出异议。最终，公开且充满仇恨的争论在所有主张者中间爆发了。听起来难以置信，美国国会也被卷入了争斗，参议员们分头支持纠纷中的这一方或那一方。1868 年 7 月 15 日，莫顿突然去世，死因可能是中风。国会没有裁定谁是真正的发现者，自那以后，美国医师和牙医组成的种种协会都认为己方的一位成员应该获得所有的颂扬。

威廉·奥斯勒爵士的判断是，威廉·莫顿应该享有这一荣誉，因为莫顿将这一知识传播到了全世界。然而许多人指出，莫顿之所以能做到这一点，仅仅是由于他在素有盛名的医学中心任职，能够接触到在世界范围内发行、备受推崇的学术期刊。此外在 1842 年，他造访了克劳福德·朗行医的杰弗逊小镇。朗的拥护者们称，要是没有此行，莫顿可能永远不会知道乙醚的镇痛效力。有人开玩笑地建议，给这两人——莫顿和朗——立一座纪念碑，以平衡的构图替两人雕像，在基座上刻下"致二人之一"。美国外科医师学会将克劳福德·朗认定为发现人，还赞助了克劳福德·朗协会，该协会于

1926 年在华盛顿特区替他立了雕像。

医学史上，吸入麻醉在产科的应用至关重要。世界范围内数百万女性将在生产过程中受益于此。1847 年 1 月 19 日——莫顿那场演示刚过去三个月多一点，一位名叫詹姆斯·扬·辛普森（James Young Simpson，1811—1870 年）的苏格兰产科医师给一名难产的妇女使用了乙醚。他后来极力倡导在生产过程中使用麻醉。辛普森意识到氯仿——美国化学家、物理学家塞缪尔·格思里（Samuel Guthrie，1782—1848 年）于 1831 年发现的麻醉剂——比乙醚更有效。在亲身试过以后，他给分娩的侄女用上了氯仿。乙醚对呼吸道和肺部极具刺激性，经常会引起连续呕吐。此外，由于它高度易燃的特性，手术室里出现过事故和爆炸。人们后来发现，氯仿的毒性也相当强：我们现在知道，它对肝脏和肾脏都会造成严重损害，然而这些影响当时还没有得到证明。据说辛普森喜欢在家里测试麻醉剂，在和朋友们聚会欢宴时这样做。在一次这样的聚会上，他意外被氯仿麻醉了。他恍恍惚惚醒来时，想必发现自己请来的晚宴宾客都躺在了地板上，完全不省人事。

认识他的人都同意，詹姆斯·扬·辛普森的个性和他的外表一样令人印象深刻、难以忘怀。他目光锐利，让人神魂颠倒；他嘴唇很厚，据说十分能说会道；大家都说他的头大得不同寻常，他头发很长，经常打结，头就显得更大了。辛普森体格强壮魁梧，因此有说法称他拥有"朱庇特（Jove，即希腊神话中的主神宙斯）的脑袋和巴克斯（Bacchus，即希腊神话中的酒神狄俄尼索斯）的身体"。那是颅相学的年代，关于辛普森硕大的头颅，人们做了不少文章：一种普遍的误解是，头部大小和智力水准直接相关。辛普森去世后，他颅骨的尸检结果被写成了详细报告：沿枕骨隆突和额骨隆突下方量得的颅骨周长是 22.5 英寸（约 57 厘米）；自左耳到右耳量得的周长则是 13 英寸（约 33 厘米）。[17]

辛普森不得不同甚嚣尘上的反对意见对抗，在医学行当里，这种反对意见的领导者是查尔斯·D. 梅格斯（Charles D. Meigs，1792—1869 年）。梅格斯相信，怀孕和生产都是自然过程，不应该干预。两边的论述都相当有力，然而梅格斯的顽固守旧观点滑向了彻头彻尾的极端保守主义。梅格斯在他编写的教科书中表示，女性的位置是在家里，因为"她的智力水准和她夫君兼主人的并不相同"。他反复提及头部大小，表示女性的头颅"太小，容不下才智，只能容下爱"。[18]

1853 年，维多利亚女王的产科医师查尔斯·洛可克（Charles Locock，1799—1875 年）爵士决定在她身上尝试氯仿麻醉，争论因而大大激化。为此他叫来了著名的约翰·斯诺（John Snow，1813—1858 年），此人后来发现了霍乱的传播途径。斯诺在产科麻醉方面的经验相当丰富，他在维多利亚女王身上应用了开放点滴法（不使用吸入器），女王经历 54 分钟的产程后，生下了她的第八个孩子——利奥波德（Leopold）王子。女王非常满意：她一直没有失去意识，模模糊糊地知道自己生下了孩子，却表示没有感觉到痛苦。

闻名遐迩的医学刊物《柳叶刀》（The Lancet）在 1853 年 5 月 14 日的那一期发出了怒喝：

> 这一流言在同行中激起了……极度的惊愕：上次生产时，女王陛下受到了氯仿的影响。在数量可观的案例中，这种药剂确凿地导致了猝死。这是无可置疑的。健康状况正常的人在麻醉过程中断了气，这样的情况有好几例。这些悲惨的大祸显然要归咎于氯仿的毒性，毫无争论余地，并无其他原因。

《柳叶刀》的主笔们是正确的。氯仿毒性相当强烈，可能造成猝死。幸运的是，后来它被更好、更安全的药剂替代了。然而，麻醉并没有给女王带来明显的不良影响，四年后女王第九次也是最后一次怀孕，她在生产时再次使用了麻醉，于 1857 年生下了比阿特丽斯

（Beatrice）公主。在倡导运用产科麻醉时，这些插曲的恶名和患者的社会地位是强有力的影响因素。

若干进展随之而来。吸入器这种设备还相当粗糙，需要加以标准化。给药太少或太多——甚至达到致死量——的危险一直存在。精细的给药管系统被发明出来，将麻醉气体自机器传输给患者，患者同时能够呼吸。生于爱尔兰的医师伊万·麦吉尔（Ivan Magill，1888—1986年）设计了一种"呼吸系统"——现在的名字是"回路"。它由储气囊、插入患者呼吸道的管子和卸压阀组成，其变体今天仍在应用。

然而，插入气管的管子并不能规避患者吸入分泌物和有时出现呕吐的危险。因此，美国著名麻醉医师亚瑟·古德尔（Arthur Guedel，1883—1956年）发明了带套囊气管内导管，利用这种导管，既能通气，也能吸出异物。他用屠夫提供的动物气管做了实验，还将可充气的外科手套粘到了管子外壁上。他渴望让同事们确信他的这一发明所具有的优点，因此采用了引人注意的策略。这一策略尽管在许多方面会引起争议，却具备相当的说服力。在一群麻醉医师和内科医师面前，他公开麻醉了自己的宠物狗（它有个离奇的名字"气道"），给它做了气管插管，把它沉入了具备恰当通风条件的水槽里。过了很长时间——通常情况下狗应该已经溺死了——

他将"气道"从水槽里捞了出来，让它复苏。狗甩掉了身上的水，像平常一样活泼地走开了。这下子，那群专业人士都成了古德尔的操作流程的坚定信徒。

新的麻醉气体出现了。20世纪三四十年代，环丙烷得到了广泛应用。不可燃的氟烷于20世纪50年代被引入这一领域。20世纪40年代晚期，长久以来因具有麻痹作用而闻名的箭毒实现了人工合成，扩充了外科医师的配备。在腹肌松弛的情况下，对内脏的手术处理就容易多了：在那之前，光是在打开的腹腔里让肠袢复位都无异于噩梦。箭毒同样会造成胸肌麻痹，因此，麻醉医师就可以借助适当的机器控制病人的呼吸，细致地调节提供给病人的气体，以精确地满足其生理需求。极快速起效的镇静催眠剂——如戊巴比妥与其他巴比妥类药物——被用来引起和保持麻醉状态，偶尔也会充当主药。

除了这些进步，局部麻醉也获得了发展。将麻醉剂注射进特定神经里这种操作能够让身体局部失去知觉，在不令病人丧失意识的情况下进行特定手术因此成为可能。威廉·斯图亚特·霍尔斯特德（William Stewart Halsted，1852—1922年）可能是有史以来美国最富影响力的外科医师，他是被称作"根治性乳房切除术"的乳腺癌手术的发明人，也是向神经干内注射可卡因——

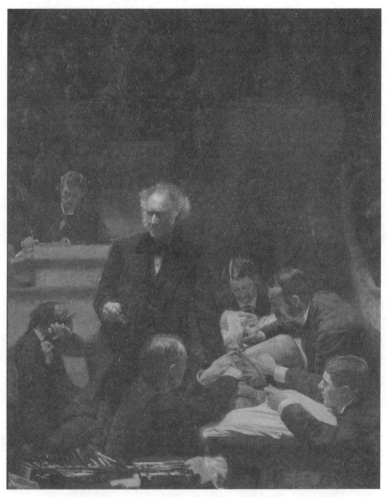

图 2.4 《格罗斯诊所》，美国创伤外科医生塞缪尔·D. 格罗斯为一名年轻的病人进行腿部手术，杰斐逊学院的学生在周围观摩学习（绘画：Thomas Eakins）

从而开创了神经阻断麻醉技术——的第一人。不幸的是，人们当时还不清楚可卡因的成瘾性，而尝试过它的霍尔斯特德上瘾了。虽然药瘾起初没有妨碍他的职业生涯，其影响却反映在了他的性格上：曾经外向的他变得离群索居，无比渴望通过吗啡和酒精获得安慰。

后麻醉时代外科学的进一步发展

外科医师一旦意识到可以通过恰当的辅助措施控制疼痛、出血和感染（见第五章），并且让病人保持良好的生理状态，他们的领域就兴旺起来了。先前难以想象的手术方式得到了尝试。不幸的是，滥用也出现了：原本只需要采用非侵入性治疗方式的情况，医生也可能采取手术治疗；可以通过手术矫正的"疾病"也凭空被捏造出来（必须说明的是，这经常是在病人的热心配合下实现的）。例子之一是所谓的游走肾。许多症状——侧腹疼痛、尿路感染、消化问题——都被归因于一侧肾脏没有固定停留在正常的解剖学位置上，而是四处游走，常常落到更下方（肾下垂）。泌尿科医师诊断出了数百名患有这一疾病的患者。他们创造出了精巧的手术方式，将肾脏"锚定"在附近的结构上（肾固定术）。然而，这种在1950年前格外频发的疾病此后很少确诊。

外科医师们开始对其存在表示怀疑（"肾下垂的最严重并发症是肾固定术"，一位爱开玩笑者声称），肾下垂也几乎从医学文献中销声匿迹。如今，大部分泌尿科医师都未见过被充分记载下来的这种疾病的案例。

近年来，人们对这种失调的兴趣有所复苏。肾固定术可以通过腹腔镜检查来实施，也就是说，经由小切口将微型摄像机和手术设备送入体内，外科医师在监视器上观察手术进程，远距离操作。考虑到游走肾的历史，不可避免会产生以下想法——再次诊断出这种疾病，同新的矫正手术方法出现有关。[19]

20 世纪 70 年代以前，美国进行了数百万例扁桃体切除术，然而在那以后，实施这种手术的次数至少减少了四分之三。会阴切开术——切开阴道壁下段和会阴，以方便产程的最后阶段——在许多医院里几乎成了惯例，直到 21 世纪初期还是如此。在美国，生产时采用会阴切开术的比例占到 32.7%，尽管有说法称，会阴切开术可能比它旨在防止的自然撕裂伤危害更大。[20]选择剖宫产的比例同样非常高，在美国占到了 27.6%。从 1989 年到 2003 年，剖宫产比例连年上升。很多时候，这样做仅仅是因为病人的选择，尽管有些数据表明，同常规的阴道分娩相比，选择剖宫产的产妇的患病或死亡率以及医疗费用都更高。[21]

在一定程度上，外科医师是他们自己成功的受害者。公众的预期异常之高。外科手术已经自严格的"剥离"——也就是说，局限于移除病变部分——发展到了"重建"和修复，现在已经进入器官"替换"的阶段。身体上过去谁也想不到可以实行手术的区域，例如心脏和大脑，现在成了复杂手术的对象。在美国，霍尔斯特德的学生哈维·库欣（Harvey Cushing，1869—1939年）在整个职业生涯中完成了大约两千例脑肿瘤手术。在他之前，此类手术的死亡率高达 50%，他将其压到了8%，由于技术进步，这一数字还在降低。脑血管病变，例如动脉瘤和动静脉畸形，长久以来是外科医师的禁区。而如今，对这类疾病的外科、非外科治疗都取得了引人注目的成功。[22]

对免疫反应（它是移植手术后出现排异反应的原因）的理解取得了进展，这很大程度上要归功于彼得·梅达沃（Peter Medawar，1915—1987 年）。器官移植的时代到来了。第一个得到移植的器官是肾脏：它相对容易触及，因此也许能拿到用来研究相容性、监测移植情况的组织样本；而且，虽然肾脏是成对出现的器官，但是一侧肾脏就足以维持生命，活体捐献因而成为可能。由于当时人们还不知道排异反应的生物学机制，最早的努力收效甚微。第一例移植后病人长期存活下来的手术是在波士顿进行的，约瑟夫·E.穆雷（Joseph E. Murray，1990年诺贝尔奖获得者）和 J.哈特韦尔·哈里森（J. Hartwell Harrison）两位外科医师用病人双胞胎兄弟的肾脏完成了移植。

1967年12月3日，南非外科医师克里斯蒂安·巴纳德（Christiaan Barnard，1922—2001年）将一名年轻女性的心脏移植给了一名53岁的男性。（两人都是白人，据说这是为了避免国际新闻报道中出现"在黑人身上做实验"的暗示，特别是南非当时还实行种族隔离。）美国外科医师托马斯·斯达泽（Thomas Starzl）在1963年进行了第一例肝脏移植，然而直到1967年才实现了肝脏移植病人术后的长期存活。如今，除了心脏、肾脏和肝脏，角膜、软骨、肺、胰腺、内分泌腺、胃、脾脏、肠都实现了移植。多脏器移植也实现了，像肝胰、心肺、肝胰肠，这些手术得到了大力宣传。《华盛顿邮报》就报道了2005年9月2日一名日本婴儿成功接受六脏器——肝、胰、胃、脾、小肠、大肠——移植的案例。[23]2006年，一名法国女性成了接受面部移植的第一人。

最后的思考和结论

毫无疑问，使人免受疼痛折磨是医学给人类带来的最伟大礼物之一。然而，这种巨大恩惠的影响远没有那么简单。谁都不会替身体的疼痛辩护，也不会希望人们在过去不得不承受的苦难去而复返。可是，疼痛自远古时代起就是人类生活的一部分，对它的抹杀必然会带来令人困扰的社会影响。

人类一直试图理解疼痛的目的和意义；如果痛苦没有意义，痛苦就将仅仅是对生活的荒谬无意义的妨碍。所有伟大的人类成果都有着疼痛的印记。C. S. 路易斯（C. S. Lewis）评论道，所有宗教都起源于"一个没有氯仿的世界"，并且在其中"得以传布、践行"。[24] 对信仰宗教的人来说，疼痛可能是上天的考验，为的是让承受者的心志更加坚强。对不信宗教的人而言，如果受苦是为了高尚或英勇的目的，那么疼痛就有了意义。在艺术层面，受苦造成的心理紧张感可能同创造力相关。人文主义者和哲学家们警告过，一个"天堂般的"世界——在其中我们的所有需求都能立即得到满足，所有形式的疼痛也都消失了——也就和死去的世界差不多了。

对人类疼痛在历史学、社会学、哲学思考中作用的探究超出了我们的讨论范围。唐纳德·卡顿（Donald Caton）探讨了麻醉同这些重要问题的关系。[25] 在此我们需要注意，外科手术麻醉和产科麻醉是有区别的。

外科手术麻醉强烈地吸引着人们的想象力，因为它让耗时甚久的复杂手术——例如多器官移植——成为可能。现代外科学的进步带来的一个麻烦后果是，人类被看作由许多部件组成的机器，而且这些部件可以替换。器官移植强化了这种观念。人们很容易采取还原论的看法，认为人类的本质是机器。"人类是在高度复杂的物理化学平衡状态下聚合起来的一堆大分子"这一科学观念，不过是"可以将人体比作一座具有齿轮、杠杆、转轮、弹簧和钟摆的钟表"这一18世纪学者看法的现代版本。这种观念使承载人类身份的身体失去了意义与价值，身体被贬低成了纯粹的精巧装置。

如果说人类是机器，那么病人就是出了故障的机器。许多从事健康行业的人仿佛只把医学当成旨在修复损坏的机械装置的技术，而非照顾病人的艺术与科学。责任不全在他们。医学院校可能也会开设人文学科的课程，它们通过展现人类天性的复杂程度，同片面的、纯唯物的观念相抗。然而这些学科通常只能占用学生少得可怜的一点时间，学业要求也不算高。到目前为止，医学生的绝大部分时间都花在了努力学习艰深的课程上，而在此类课程中，唯一可用的观念就是将人类看作机器。

产科麻醉也引发了重要的问题。首先，关于它对母亲和孩子是否安全，还存在一些保留意见。约翰·斯诺注意到，19世纪时，同其他婴儿相比，在氯仿麻醉下出生的婴儿蹬腿没那么有力，哭声比较弱，抓握襁褓也没那么使劲。[26] 随后出现了一场论战，然而直到20世纪中期才有了结论。美国医师弗吉尼亚·阿普加（Virginia Apgar）[27] 设计了一套体系，用于在出生后立刻评估新生儿的呼吸系统状况，从而决定需要对哪些新生儿采取复苏措施。这就是全世界产科、儿科医师几乎无人不知的"阿普加评分"，其评分范围包括皮肤颜色、反射活动、呼吸运作、心率和哭声。由于这项工作，有丰富的证据表明，母亲接受的麻醉可以通过胎盘影响到孩子，抑制其呼吸，这导致了窒息的危险。

如今的产科麻醉要比过去安全得多，然而到了20世纪中期，民众掌握的信息更加充足，在使用药物一事上也更为慎重。对麻醉近乎毫无约束的热忱曾经存在，如今出现了同它针锋相对的反应。有些女性更愿意采用传统的生产方式，包括在家生产，她们意识到，在将生产"医学化"的过程中，很多东西丧失了。在家生产让她们能够同其他女性社交，那些女性可以帮她们做些家务琐事，提些建议。母亲身份巩固了女性在家中的地位，强化了她与所有家庭成员之间的情感纽带。此外，将孩子带到世界上是一种超乎寻常的体验，只有诗意的隐喻才能将其大致描述出来。而在医院的非个人环境中，这些都不会被保留下来，那里繁忙的护士和医师没有能力满足母亲的心理需求。母亲会感觉"自己像工厂流水线上的物品"。在昏昏欲睡或失去意识的状态下，产妇意识不到自己正在生产，也许会感觉自己被剥夺了做母亲的有意义经历。

也有人谴责，医疗职业是傲慢、具有压迫性、喜好操纵他人的。按照这种说法，医师将自己的便利置于病人的需求之上，是前者而非后者决定了分娩方式。在美国，剖宫产（完全在医师的控制之下）比例自 1950 年的4% 上升到 2002 年的 26%。[28] 曾经，医师们公认一旦产妇接受了剖宫产手术，她以后再生育的话就必须采取同样的方式（"一次剖宫产，次次剖宫产"），以免出现严重的后续并发症。最近有些人质疑了这种主张的有效性。[29]

医师是这样回应批评者的：他们指出，麻醉的普遍化和分娩的"医学化"一样，主要是在患者的压力下推动的。社会强烈呼吁免除疼痛，要求在尽可能广泛的范围内使用麻醉，哪怕许多医师不同意这种做法并提出了警告。疼痛是一种生物学现象。它是一种特定神经冲动传到大脑时出现的有意识感受，会在多个神经信号的处理中心实现"整合"。它完完全全是一种生物学事件，所以不可能具备社会支配或压迫的内涵。因此照医学说法，对疼痛和特定功能（例如麻醉状态下的呼吸）的

"控制"指的是对特定生理过程的掌控。医师在外科手术或分娩过程中有必要"控制"它们。然而这个术语可能被非医学背景的专家们曲解了，认为它暗示着医疗职业所采取的某种专横或操纵他人的立场。

今天，有些女性坚持认为，传统的分娩方式能让她们重新找回被医学化带走的意义和价值，哪怕她们清楚这会是痛苦的。具有讽刺意味的是，当麻醉还是一种新奇的技术，安全性尚不明确时，公众强烈地支持它，不顾某些医师的警告；现在，随着麻醉变得更加安全，公众却开始反对它，支持传统的方式，不顾某些医师的警告。[30] 产科医师因此不得不在每个病人的价值观和喜好，以及可能的医疗风险之间权衡。

第三章 "活力论"与"机械论"

在很长一段时间里，人们都以为，生物体和非生物体之间存在着不可逾越的鸿沟，它们属于两个截然不同、泾渭分明的领域。有些人指出，无生命、惰性的物质永远不可能产出由生物体合成的物质。然而在 1828 年，德意志化学家弗里德里希·维勒（Friedrich Wöhler，1800—1882 年）在实验室里利用无机试剂成功合成了尿素——人体内蛋白质代谢的主要产物、尿液中的主要含氮成分。此举证明，有机物质可以由无机、惰性物质（在这个案例中是氰酸铵）转化而来。这模糊了生物体和非生物体之间原有的清晰界限，对被称为"活力论"的哲学思想派别造成了打击。关于"活力论"学派，下文会进行解释。

在探寻生命起源与维持的核心问题上，我们发现了两种互相对立的观点。一种主张，身体的物质活动是由特殊力量指引的，这种力量是生物独有的，让它们得以继续存活。"活力源泉"是这种所谓的力量最常见的名称，因此这种哲学被称作"活力论"。起初"活力论者"相信，统辖生命体的自然法则同掌控非生命体的并不相同。他们认为，实验室里研究的那种惰性物质中发生的物理和化学变化，同活组织里发生的有着根本性差异。后来，他们开始接受生命现象和在实验室里复制的那些完全相同，可是依然坚持认为这不能解释生命过程。如果要有生命，数量巨大的物理和化学现象就必须和谐一致地出现，而根据"活力论者"的观点，只有承认某一"活力源泉"的主导地位，这种有效协作才能发生。

"活力论者"相信，"活力源泉"的运作方式同物理法则不同。他们推断，生命所必需的进程同样也可以轻易地结束生命。活的有机体都受制于死亡和衰朽。因此，要是没了使之有机化的能量、使之生气勃勃的火花，也就是令其运转下去的东西，我们的躯体就会在几秒钟内崩溃。事实上，虽然"活力源泉"难以确定，可一种对它的定义是"同死亡趋势相抗衡的事物"。

与之相反的看法被称作"机械论"，它主张，所有形式的生命都可以完全用物质原因来解释，生命只不过是特殊的物理、化学实例，尽管它非常复杂。和相信生物学具备独有法则的"活力论者"不同，"机械论者"断言，生物学现象和惰性物质世界里的那些现象具有相似之处。在我们这个时代，"机械论"大获全胜，对医学产生了非常重要的影响。

"活力论"的一些领军人物

"活力论"的起源可以追溯到亚里士多德（前384—前322年），甚至更早的思想家。然而"活力论"从来不是一个得到明确界定的思想流派，而且或许只在反对"可以通过纯粹的物质关系来理解生命"这种信条的意义上，才能将某些哲学家称为"活力论者"。亚里士多德相信，"灵魂"赋予躯体生气，指引躯体运作，然而他的"灵魂"概念和之后那些世纪里的"活力源泉"并非全然相同。亚里士多德物理学指出了"第一推动力"的存在，它本身是不动的，是自然界出现的所有运动、变化的终极原因。在这位斯塔吉拉人看来，活的生物体有它们自己的动力源泉，即灵魂，这给了它们一定的自主权，但不会同普遍的运动法则相悖。因此，亚里士多德实际上更接近"万物有灵论者"而非"活力论者"，然而这两者之间的区别很小，基本无关痛痒。

自 17 世纪开始，"活力论"的影响力变得尤为突出。德意志医师、化学家格奥尔格·恩斯特·斯塔尔（Georg Ernst Stahl，1660—1734 年）是其最重要的拥护者。他是一名路德宗牧师的儿子，为虔信派所吸引，以易怒、高傲和孤僻著称。他在约束森严、简朴克己的宗教氛围中长大，因此养成了看似无趣和忧郁的性情，这让他更加冷淡沉默。他常常不回答问题（一名传记作者指出，这种品质颇具讽刺意味地为他赢得了智慧非凡的名声），也不能忍受相反的观点，在屈尊给出答复时语气傲慢。然而另一名传记作者表示，这些断语都大大夸张了。我们知道斯塔尔结了四次婚，两任妻子死于分娩，他离世时留下了好几个孩子。[1]

能够确定的是，他不怎么会写东西。他行文晦涩浮夸，经常使用掺杂着德文术语的拉丁文，再加上其中的炼金术符号、有着拉丁化词尾的艰深术语，他写的东西就更难懂了。如今他的贡献极少为人所知，原因可能是行文晦涩难懂。他的著作几乎没有英文译本，其他语言的版本也稀少且难以获得，[2,3] 然而在他那个年代，他的影响很大，也很广。他成了萨克森-魏玛（Saxe-Weimar）公爵约翰·欧内斯特三世（Johann Ernest III）的私人医师，1694 年时还在新建立的哈雷（Halle）大学担任医学和化学教授。由于声望颇高，他被任命为身在柏林的普鲁士国王的御医。在这个岗位上，他一直工作到1734年逝世。

斯塔尔是因同错误理论难以摆脱的联系而著称的学者之一。他引入了"燃素"的概念，这个概念在他的作品中常常是用希腊文 φλογιστόν 来表示的，该词可以翻译成"易燃的"。据说，它是可燃性的根源："火的物质和根源，而非火本身。"因此一切可燃物和金属里都含有燃素，可是它无色无味、无嗅无重。凭借这种奇怪的理论，斯塔尔开始解释燃烧、呼吸、发酵、腐烂等方面许多完全不同的观察结果，以及冶金术中观察到的现象。他称，物体燃烧时失去了某些东西：燃素逃逸到了空气中。但是，空气只能有限度地吸收燃素。一旦空气接纳燃素的能力耗尽，燃烧就停止了。

事实上，斯塔尔说反了：出现燃烧时，空气中具有可燃性的元素——氧——是少了，而不是多了，氧进入了燃烧的物体。在他那个时代，人们已经知道某些物质（例如镁）燃烧之后的重量要大于燃烧之前。可是，斯塔尔忽视了这一点和其他相关的观察结果。热情追随他观点的人甚至提出了一种奇怪的假说：燃素的重量是负数。杰出的法国化学家安托万-洛朗·拉瓦锡（Antoine-Laurent Lavoisier，1743—1794年）在研究报告《燃烧概论》（于1777年9月5日宣读，然而直到1780

年才出版）中证明，物体只有在存在氧气时才能燃烧。此时，幻想出来的"燃素"概念才被决定性地推翻了。

拉瓦锡的著作受到了他和约瑟夫·普里斯特利（1733—1804年）通信的启发。普里斯特利是英国化学家、神学家，发现了植物的呼吸作用，也在动物身上进行了类似的实验。就这些研究而言，值得提及的另一位前辈是英国医师、生理学家约翰·梅奥（John Mayow，1640—1679年），他成功鉴别出了空气的一种成分"硝灵气"（spiritus nitro-aereus），其实就是氧气，这比普里斯特利和拉瓦锡早了大约一个世纪。梅奥对呼吸作用的洞察非常出色，正确地辨别出这一过程是空气和血液间进行的交换。

尽管在构建"燃素谬论"中扮演了重要角色，但格奥尔格·恩斯特·斯塔尔唤起了大家对健康和患病时人体化学过程的关注。他相信身体器官要服从物理法则，但认为是灵魂管理和协调着它们的功能。因此同亚里士多德类似，他的"活力论"是某种形式的万物有灵论。

这些给医学带来了非常重要的启示。由于灵魂管控着生理现象，灵魂的状况就是健康和疾病的原因。因此，人们在让患者灵魂焦虑不安的"激情"上投入了大量注意力——这种态度同当时盛行的态度相抵触。在斯塔尔的年代，众所周知，德意志医师们有时会用剧烈

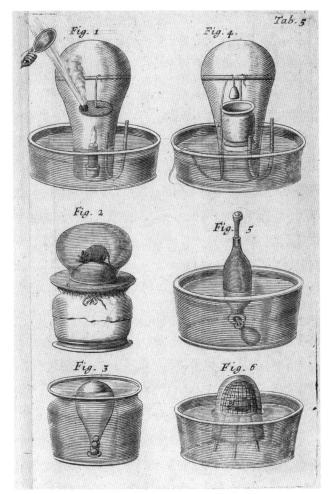

图 3.1 约翰·梅奥在他的《自然医学疗法五论》(*Tractatus quinque medico-physici*)中提出了"硝灵气",后来被认定为氧气。图为书中检验燃烧与呼吸作用的实验方法（来源：Wellcome Collection）

的治疗方法（Rosskuren），不怎么照顾患者的感受。斯塔尔确信，只有当灵魂处于平静状态时，药物才能发挥恰当的疗效。所以他赞成在用药之前或用药期间开展心理治疗。

和那个时代的所有医师一样，他开出的处方里确实包括放血（他甚至推荐健康人一年放两次血，充当防病措施）、泻药、灌肠剂、发汗药，以及其他杂七杂八今天看起来可疑的疗法。不过，斯塔尔的信条——存在一个负责管理、协调的灵魂，监管着身体的功能——带来了有利的结果。他自然而然地得出结论，这个"灵魂"也拥有治愈疾病的能力。由此，斯塔尔给古老的"自然即医师"（natura medicatrix）理论注入了新的活力。18世纪时，这种理论因他而复兴。既然体内存在治愈疾病的源泉，治疗者就应该只是自然这位"医师"医病的助手，而非修理受损机器的机械师。对公共卫生而言，和许多同行走错了方向的各种努力相比，斯塔尔对审慎期望的倡导当然要有益得多。

斯塔尔思想中另一个重要概念是他所说的"紧张性运动"（motus tonicus）。这是一种收缩与放松交替的运动，他认为除骨头外，所有组织都会进行这种运动。[4]通过这种运动，血液被推到需要之处。当时，威廉·哈维于1628年发现的血液循环已经被普遍接受，可是不确定性依然存在，因此斯塔尔和其他同时代的人一样，试图加以阐明。据说，组织收缩将血液自特定区域挤出，而舒张让别的组织得以接收流入的血液和体液。按照今天的术语，我们可能会说斯塔尔指的是"局部循环调节"，这不同于一般的血液循环回路，而自哈维发现血液循环起，后者就被看作理所当然了。灵魂知道哪里需要血液和体液，指引着相应的流动。

身为化学家，斯塔尔知道发酵和腐烂过程可以在体内发生。这就是他第一本书《发酵的艺术》（*Zymotechnia fundamentalis seu fermentationis theoria generalis*）的主题。为什么活的生物体不会腐烂或分解？又一次，他的答案是灵魂阻止了身体这样做。由于"紧张性运动"的作用，血液和体液的流动得到了保证，而灵魂将这种流动指引到排泄器官（肾脏、胃肠道等等，在他的设想中，这些器官是"多孔可渗透的"），有毒物质在那里被排出体外。因此，斯塔尔的"活力论"承认，身体机能要服从物理和化学准则，可依然主张，在生命存续期间，灵魂每分每秒都不可或缺。

斯塔尔的观点在整个欧洲激起了巨大反响，尤其是在法国。著名的蒙彼利埃医学学派的几位医师发展出了富有自身特色的"活力论"。他们当中第一个接受"活力论"观点的是弗朗索瓦·布瓦西耶·德拉克

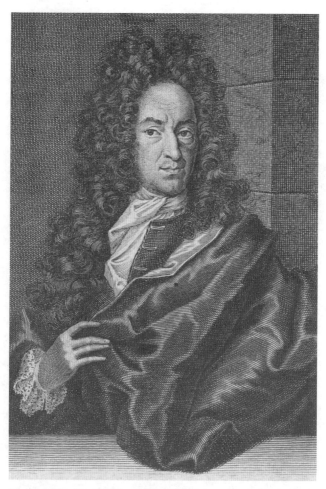

图 3.2　格奥尔格·恩斯特·斯塔尔（来源：Wikicommons）

鲁瓦·德·索瓦热（François Boissier de la Croix de Sauvages，1706—1767年），这给蒙彼利埃学术共同体带来了巨大动荡，之前这一学派彻底支持"机械论"信条。[5]索瓦热的观点得到了两名学生——泰奥菲勒·德·博尔德（Théophile de Bordeu，1722—1776年）[6]和保罗－约瑟夫·巴尔泰兹（Paul-Joseph Barthez，1734—1806年）[7]——异常有力的支持，而对这一观点表述最为出色的是后来的马里－弗朗索瓦－泽维尔·比沙（Marie-François-Xavier Bichat，1771—1802年）。

博尔德指出，存在一种"敏感性"，组成所有活的结构体的物质都有"敏感性"（作为"活力论"概念，这一"敏感性"不能还原成物理化学术语）。这一观点同"机械论"原理相抵触，后者将身体看成惰性部分的聚合物，被巧妙地装配起来，就像一座钟表，只要上了弦，齿轮就会一直运转。当然，博尔德的观点并非全然独创。比利时炼金术士、生理学家、医师扬·巴普蒂斯特·凡·海耳蒙特（Jan Baptista van Helmont，1579—1644年）就曾写道，存在一种身体结构的本质根源，在他看来，指引和构建身体的就是这种事物。可惜在凡·海耳蒙特的作品中，占星术意象和晦涩的炼金术参考文献乱糟糟地混在一起，让它们几乎无法理解。[8]根据海耳蒙特作品中能搞清楚的部分，当代的解释者得出结论，凡·海耳蒙特认为这种组织力——他称之为"生命本原"（*archeus*）——属于身体自己，通过生物体中存在的若干次级"生命本原"控制身体的所有功能。

博尔德必然受到过以上观点的影响，因为在论述每个器官的"敏感性"时，他都考虑到有一个"总的"敏感性存在，据说它掌控全局。就本质而言，博尔德主张，每个器官都具有不同于整个生物体生命的独立生命。他将这种现象比作树枝下聚成一团的蜜蜂：蜂群中每只蜜蜂都和旁边的蜜蜂紧贴在一起，直到整群蜜蜂看上去形成一个实体。每只蜜蜂都有独立的生命，然而每只蜜蜂的生存都有赖于其他蜜蜂，因此它们要一致行动以保持整个群体的完整性。

影响博尔德的另一位先驱是英国医师弗朗西斯·格利森（Francis Glisson，1597—1677 年），剑桥大学的钦定讲座教授，他的名字所有解剖学学生都听过，肝包膜至今仍被称为"格利森包膜"。他在关于胃肠的著作（1677 年）里阐述了"应激性"的概念，认为这不光是肌肉收缩的主要原因，也是所有人体组织的共同特性。他相信人体组织是由无数细小纤维构成的。[9]

不难看出"应激性""敏感性"之类的概念可能源自哪里。任何熟悉生物实验室、病理实验室的接待室，或其他任何检视刚摘下的器官和组织的机构的人都清楚，运动和收缩是生命最显著的标志。这会给人相当深刻的印象：被从两栖动物胸腔里摘下很久的心脏，继续以自己的节律跳动；一段被外科医师从病人腹腔内切除的肠子，在被放在不锈钢盘里等待病理学家检查时，继续波动般地收缩。这些令人惊异的景象必然给"活力论者"提供了启示：生命就存在于身体的组成部分之中，而且是它们必不可少的一部分。

格利森也是影响阿尔布雷希特·冯·哈勒（Albrecht von Haller，1708—1777年）的先驱。哈勒是瑞士人，是一位通才——植物学家、诗人、政治家、解剖学家、内科医师、编辑和生理学家。他百科全书般的知识面和火山喷发似的精力，使他赢得了同时代人的钦慕。哈勒写了超过1.4万封信，收集了数量巨大的参考书籍，一丝不苟地进行解剖（眼球内的一圈微血管以他的名字命名，即"哈勒环"），描述了瑞士阿尔卑斯山区的植物群，写了还不错的诗，和当时的杰出知识分子争执，还结了3次婚，生了11个孩子。然而，哈勒工作中最重要的部分是在生理学领域，他将其看作"生魂解剖学"（anatomia animata）——对激起身体各部分活动的运动的研究。

像格利森、斯塔尔和后来的比沙一样，哈勒认为身体的精密部分是由纤维构成的。根据他的解释，它们表现出来的运动是对刺激的反应。他对"敏感性"和"应激性"进行了区分：身体部位要是在某些刺激之后收缩了，就具有"应激性"；它要是将接受的影响传达给了灵魂，就具有"敏感性"。尝试各种刺激——例如热、电、化学成分等等——之后，哈勒得出结论，"敏感性"仅仅是神经组织的特性，而"应激性"单单是肌肉组织的特性。[10]哈勒可能为抑郁发作所苦。历史学家们推测，虔诚信仰宗教的哈勒可能在一定程度上体验过悔恨之情，因为在关于"敏感性"和"应激性"的实验中，他折磨了不少动物。这种假设的根据是，哈勒在著作中屡次表达歉意。他替这些明显残忍的行为辩护的理由是，全人类会从他的发现中受益。[11]

值得注意的一点是，这些不同的体系都主张，生命能量——大部分研究者觉得只能用比喻来描述它，如火焰、火花、力量、火苗、"生命本原"和"活力源泉"——是组织和器官不可或缺的一部分。可能存在不朽的灵魂（事实上，所有人都将这当作不可否认的真理），灵魂能给人带来理性、才智、记忆和想象力，却不包括生命。生命是由身体结构组成的。

与之相反，"机械论者"受哲学家勒内·笛卡尔（René Descartes，1596—1650 年）影响，相信身体是由无生命的部分和以某种方式叠加在上面的灵魂构成的奇妙装置。这就是所谓的"笛卡尔二元论"的核心原则，该原则也遭到了不少中伤。灵魂是唯一的，不可分割，它要处理的是人类的最高贵功能，即理性和才智。然而要注意到，"激情"——例如愤怒和贪婪——依赖的是身体而非灵魂：它们完全是肉体的。它们的刺激有时会让人类陷入自相矛盾的处境——灵魂和身体展现出相悖的倾向。然而灵魂来自外界，作为外部动力对身体进行"灌输"。没有灵魂，身体不过是由无生命的传动装置、杠杆和旋转的大小齿轮组成的纯粹机械装置，和机器人或机械玩具没什么两样。这对动物也适用，它们没有灵魂，纯粹是自动装置。

蒙彼利埃学派的另一位重要"活力论者"巴尔泰兹晚于博尔德，就影响力、知名度而言却后来居上。他在1772年论述了"活力源泉"。可是他的"活力论"体系缺乏连贯性，其中还有一些明显的矛盾之处。一方面，他假定"活力源泉"是单一的，严厉地批评了那些认为存在多个"活力源泉"的人，例如凡·海耳蒙特和博尔德。另一方面，他似乎需要煞费苦心去解释，为什么身体有些部分就算离开了生物体，也能继续保持活动。他指出，它们保留了一部分"活力源泉"，然而这同"活力源泉"不可分割的原则相抵触；或者，也可以说"活力源泉"是逐渐熄灭的，但这又同他之前宣称的"活力源泉"具有不变的同一性相矛盾。出于同样原因，他不能明确界定"活力源泉"到底是同肉体分离的，还是永久性或非永久性地同肉体相连的。

斯塔尔的行文风格是巴洛克式的，措辞极为深奥；凡·海耳蒙特的行文风格神秘且难以破译；博尔德写下的话模棱两可，令人困惑。然而，泽维尔·比沙的行文风格清晰精确。他用简单且容易理解的方式表述自己的观点，因此声名远扬，成了"活力论"学派的主要倡导者。现在他被看作出类拔萃的"活力论者"。

照同时代人的描述，比沙和蔼可亲，身材中等，目光敏锐。他英年早逝，一生未婚。他的工作能力非常惊人。他授课，进行解剖和动物实验，行医，大量写作。毫无疑问，比沙行文明了的天赋有助于作品——他堪称著作等身——广泛传播。他对生命的定义得到了当时的杰出哲学家和其他知识分子的称颂。他写道："之前都是通过抽象的考量来定义生命。而我相信，在这一概要中可以找到它的定义：'生命是同死亡相抗衡的一组功能。'"[12]

如今，比沙的体系过时了。在他看来，人类生理机能中有两种生命，他将其分别命名为"动物生命"和"有机生命"。"敏感性"和自主肌肉运动属于"动物生命"，因为动物也具备这些功能。能够思考的人类灵魂只同"动物生命"有关（"灵魂"的拉丁文是 anima，同 animal 一词相近）。而植物生命（营养、呼吸和排泄）是"有机生命"，因为它的功能是由"生命活力"恰当安排的，构成了维持生命的组织。在比沙的体系中，"有机"（organic）有"组织"（organization）的意思，这个"组织"是他的"活力论"假定的"生命活力"的结果。在阐述过程中，比沙自相矛盾，他提出了这种二分法，在试图调和二者时陷入了僵局。生命不光是恰当组织的结果（像机器那样），组织本身是"生命活力"所带来的，也由其维持。

比沙主张，生命现象瞬息万变，不可能进行精确定量分析，因为它们一直处在变化当中。在这一点上，它们和纯粹的物理现象有着根本性差异。人们可以计算抛射体的速度，查探彗星的轨道，测量液体的黏度；然而要准确地知道流经肺部的血量、一块肌肉的力量、血液的流速，就是另一回事了。他宣称，这些生命活动无法像推导公式那样通过运算搞清楚。生命具备时时刻刻不断变化的特性，这种变化在体内各处都会发生。因此对生命活力现象，永远不可能实现彻底的科学理解。

比沙还被誉为组织学——研究形成身体器官的各种组织的结构的科学——的奠基人。他几乎没用过显微镜，这清晰地证明了他不同寻常的天才，我们在后面的章节里会讨论他在这方面的成就。

比沙可能将自己逼得太狠了。他曾在授课时咯血。由于长期在不卫生的环境里工作，他患上了肺结核。一次，他在主宫医院的尸体解剖室里忙碌了好多个钟头，随后在下楼梯时不慎摔倒。这场事故之后，比沙一直没能恢复：感染导致了发热，然后出现昏迷。发病后 14 天，比沙去世了。一个替他撰写颂词的人说，比沙"放弃了最丰饶的人间快乐温床，一心追寻学问……他最大的问题在于，思维活动和体力不成比例"。他在 31 岁生日当天离开了人世。

一些机械论者和他们的事业

在生物学的机械论阐释史上，笛卡尔处于核心。虽然在人们的印象中，他首先是位哲学家，可他在生理学研究上用功颇多，甚至进行过活体解剖——这从他自荷兰寄出的信件里可以看到。传说某天一位绅士来拜访他，提出能不能看看他的图书馆。于是，笛卡尔带着他去了自己养小牛的地方，指着那头小牛说："我的图书馆在这里，因为我现在全心投入研究的就是它。"

在《论人》（*Treatise on Man*）和《哲学原理》（*Principles of Philosophy*）中，笛卡尔阐述了他关于人体结构的观点。

他将神经比作安排巧妙的喷泉管道，将肌肉和肌腱比作移动它们的杠杆与弹簧。他将"动物精气"（esprits animaux，一种在神经里循环的敏感液体，充当感官和大脑之间的中介——可能相当于今天的"神经冲动"）比作带动石磨或其他不断运转的装置的水流。人体内巧妙的机械安排大概是上帝设计的。然而他补充道："我们见过钟表、人工喷泉、石磨和其他类似的机器，尽管它们是由人制造的，却拥有自行运转的力量。"[13] 人体各部分的配置如此复杂，能做出如此精密的举动，都是万能的造物主直接设计的。

不幸的是，笛卡尔的生理学错误百出，这可能要归咎于他虚构出来的事实。批评他的人表示，世界上最杰出的哲学家之一似乎忘记了他自己创造的规则。没有充分证据支撑某些事实时，他那富有洞察力的智慧头脑会系统性地加以质疑和暂时搁置判断。然而在探寻关于人类生理学的精细问题时，笛卡尔忽略了这些在他的形而上学研究中异常珍贵的规则。

机械论哲学吸引了与笛卡尔同时代的一些人。自文艺复兴时代起，"要像研究机械装置那样研究人体"的观念影响力越来越大。需要用更加准确的术语建立科学框架，而这需要对大小、形状、重量和运动等做可检验的定量研究。大小、形状、重量和运动等是物体的"第一性质"，不同于我们通过感官感知的特质（如颜色、气味和质地），笛卡尔认为后者非常不可信。

有些医师相信，医学的进步有赖于将精确科学引入他们的研究领域。其中一位是意大利帕多瓦的桑克托留斯（Sanctorius，1561—1636年）。虽然在行医生涯中，他坚持盖伦体系和体液学说，然而在研究中，他非常进步，更喜爱观察和实验，并不迷信权威。桑克托留斯设计了一种测量仪器，包含一个系在吊秤上的大型可移动平台，用来量化病人的体重变化。他一丝不苟地记录摄食、喝水、排泄和室温改变之后出现的体重变化，决定性地证明了，身体的总重量要低于摄食后的预期重量，"无感觉出汗"会导致体重明显减轻。因此，他被恰如其分地看作"基础代谢之父"。他努力将科学方法带到病人床边，发明了测量脉搏和体温的仪器以及湿度计。他的许多观察结果载入了《静态医学格言》（*De statica medicina*，1614年）一书。

如果像笛卡尔坚持的那样，身体是一台机器，那么它是什么类型的机器？有些学者对笛卡尔的隐喻印象深刻，将身体想象成一台水力发动机。在他们看来，液体的流动最好地体现了生命过程。生命的核心是一系列高度复杂的液体流，这些液体本身异常多样——从下等、有形的（像血液），到高等、感知不到的（像"动物精气"，以惊人的速度在生物体内部传达信息）。而既然身体是一种机械装置，想恰当地对它进行研究，就需要秉持静力学和动力学的物理准则。生理学在很大程度上被还原成了机械学。这就是物理医学（iatrophysics）一派的基础。

物理医学派的主要代表人物是意大利天文学家、生理学家乔瓦尼·阿方索·博雷利（Giovanni Alfonso Borelli，1608—1679 年）。在研究行星轨道之外，他致力于参考机械原理解释人类和动物的肌肉活动与其他身体动作（例如，鸟翼和鱼鳍的运动）。他最著名的作品《论动物的运动》（De motu animalium）讨论的就是这个问题。他对自主肌肉运动的杠杆受力分析——身为天文学家，他的物理和数学知识派上了用场——至今堪称典范。他在解释心脏活动、肠道蠕动上的表现就没这么出色了。

化学医学（iatrochemistry）同物理医学派相对立。信奉这种理论的人们确信，对生命的最恰当定义是从化学角度来下的。虽然扬·巴普蒂斯特·凡·海耳蒙特的哲学是"活力论"的，思维方式也同炼金术士相去不远（宗教裁判所指控他运用"巫术"），但他对生理现象的定量分析很有兴趣。他比较了水和尿液的重量，得出了尿的比重，这种临床检验至今仍很有意义。他介绍了多

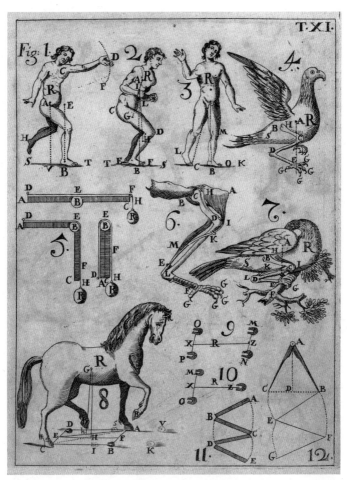

图 3.3 乔瓦尼·阿方索·博雷利著作《论动物的运动》里的一页，展现了他根据当时所理解的力学定律对肌肉运动做出的分析（来源：Wellcome Collection）

种药剂，其中有些含有水银，因此可以说，他是化学医学一派的先驱。

有说法称，"化学医学派之父"是德意志出生的医师弗朗西斯科·西尔维斯（Franciscus Sylvius，1614—1672年），他是17世纪欧洲优秀的医学教师之一。西尔维斯被誉为第一个大学化学实验室（位于莱顿）的创建者，他在那里教授医学，从1658年直到去世。他的名字同隔开大脑颞叶与其上方的额叶和顶叶的深沟裂（西尔维斯裂，又称外侧裂）联系在一起。他相信，正常的生命和疾病可以当成化学现象来解释。他意识到了血液中酸碱的存在，认为这两者过多——分别叫作酸毒症和碱毒症——是疾病的起因。针对这类现象，他设计了相应的疗法。

然而，尽管自17世纪早期开始，证据日积月累，足以表明生物过程完全可以用物理、化学术语来解释，直到19世纪，"活力论"在医学思想中依然占据主导地位。19世纪早期，拉马克[全名让-巴蒂斯特-皮埃尔-安托万·德·莫奈（Jean-Baptiste-Pierre-Antoine de Monet），拉马克骑士（chevalier de Lamarck），1744—1829年]在重要著作《哲学动物学》（*Philosophie zoologique*，1809年）里严厉批评了"活力论"。他有力地阐明，化学和物理定律具备普遍有效性。它们对整个自然界都适用，不管是生物体还是没有生命的物体。他认为，不存在"活力源泉"这一令生物体免于腐烂分解的事物。活的和死亡的生物体里都会出现发酵的化学变化，然而活的生物体处于正常、健康的组织之下，化学反应制造了复杂的物质，这些物质有助于维持生命。不需要假定"活力源泉"存在。患有疾病时，组织的状态受到了干扰；死亡降临后，组织就完全瓦解了，因此化学反应遭到了误导，开始出现腐烂分解。

关于"健全的组织一开始是怎样出现的"这一问题，大部分学者相信，从最开始它就存在了。换言之，生物体的组织是自然出现的，因为当时的社会主流依然拥护"自然发生说"这种观点。拉马克相信，最早的生物体是被外部环境逐渐塑造的，这些**获得性**变化可以遗传，因此实现了物种演化。数年后，由于达尔文，这种理论名声扫地 [除了在苏联，完全出于意识形态原因，T. D. 李森科（T. D. Lysenko）[14] 让这种脱离常轨的科学流派保留到了 20 世纪，结果让苏联的遗传学研究倒退了大约半个世纪]。

作为生物学家，拉马克的天才不可否认。他对无脊椎动物的研究为此后几十年里对这类生物的研究建立了框架。可是，晦暗无光的命运似乎对他穷追不舍。就像其他人一样，他的名字和错误理论——"拉马克主义"，获得性性状的可遗传性——联系在一起。这种悲哀的命运似乎是他私人生活的镜像：他去世时年老目盲，穷困鳏居，去世前看到自己的主要理论被攻击得千疮百孔，并在许多年里不得不去法兰西学院（当时法国最重要的科学机构）拿代金券，好换口饭吃。[15] 他的著作再无人理睬，所以他对"活力论"的批评也毫无效果。

对"活力论"的致命打击是两位著名人物完成的：首先是弗朗索瓦·马让迪（François Magendie，1783—1855年），然后是他杰出的弟子克洛德·贝尔纳（Claude Bernard，1813—1878年）。马让迪的主要功绩是发现了脊神经的功能性质，他因此名留青史。他印证且大大扩展了11年前苏格兰神经解剖学家查尔斯·贝尔（Charles Bell，1774—1842年）的观察结果，决定性地确立了一点：脊神经前根将运动冲动传达给肌肉，而后根传达感觉。

马让迪是实验方法的坚定倡导者。他指责说，"活力论者"的理论过度基于推测。正如他的弟子克洛德·贝尔纳所言，或许可以这样概括马让迪先生的性格："推理和理论会让他惊慌；他只希望去看；他想要的一向只有事实；他想要的只有亲眼所见；他曾表达过这种观点，说自己只有眼睛，没有耳朵。"[16]

比沙曾经提出活力性能具有极高的变化性，但马让迪反驳道，这种变化性如果是真的，实际上会让科学实验变得不可能。事实上，克洛德·贝尔纳后来通过指明内部环境的**恒常性**，极富条理、不留情面地让生物"活力论"一败涂地。他清楚地证明了，只有严格地将内部环境的物理化学特性维持在非常狭窄的范围内，生命才可能存在。

我们所处的时代就这样到来了，许多人吹捧说，这个时代见证了生命"机械论"观念的大获全胜。1944年，由奥斯瓦尔德·T. 埃弗里（Oswald T. Avery，1877—1955年）领导的团队首次报告了活细胞遗传物质——DNA（脱氧核糖核酸）——的实验证据。"以物理化学术语解释生命和演化"起初看上去是个无法破解的谜团，此时却变得可以理解了。遗传之谜开始得到揭示，同演化一样，它能够完全用参与其中的分子之间的相互作用来解释。

因此，"机械论"由物理医学发展到化学医学，再发展到"分子生物医学"——或许我们可以这么称呼。正如雅克·莫诺（Jacques Monod，1910—1976年）在诺贝尔获奖演说中所言，分子生物学的目标是"在分子结构层面上诠释生物体的本质特性"。由于 DNA 和 RNA（核糖核酸）的发现，这一目标在遗传学领域已经实现。然而莫诺重申了他"对（分子生物学）发展的信心，这门学科的发展超越了它最初的领域——遗传化学，今天它的方向是分析更复杂的生物现象，即生物体的发育及相关功能网络的运作"。[17]"活力源泉"终于被除名了。

结论

赫伯特·斯宾塞（Herbert Spencer，1820—1903 年）曾经写道："谎言往往具有真相的内核，尽管承认这种抽象可能性的人并不少，可是在对他人观点进行判断时，几乎没有人会想到这种抽象可能性。"[18] 就现代人对"活力论"的态度而言，这句话再正确不过了。毫无疑问，"活力论"（被理解成超自然的"事物"，它同物理化学力量相对抗，能够将物理化学力量导向某个终点）遭到了抛弃，随着生命科学的进步，最终变得不合时宜。然而批评它的人对这种一度具有价值的观点大加斥责，有些过头了。对于导向"活力论"哲学的感性，医学历史理论的评论者不是忽略就是讽刺。在"活力论"与"机械论"的古老争执中，他们看到的是无知的蒙昧主义和光辉灿烂的真理之间的碰撞。一方被看作同萨满的万物有灵论或野蛮人的原始信仰无异，另一方则被描绘成大败倒行逆施的迷信力量的理性。

而真相是，双方并不像人们通常认为的那样针锋相对。通过阅读原始材料可以得知，"活力论"作者有时所持的态度类似"机械论"；反过来，"机械论"的倡导者态度也没那么彻底，其体系中经常会采用某些"活力论"要素，特别是在生理功能依然被重重迷雾包裹着的历史时期。当然，如今"活力论"在科学领域无处容身。有史以来对它的最强烈批评或许是，解决同生理学有关的问题时从来不需要诉诸"活力论"的原则。

在探索、解读生命现象时，"机械论"观点不仅大有帮助，而且不可或缺。然而，这种哲学要是试图超出生命科学和医学的界限，变成真正的形而上学——对整个宇宙的诠释，就会出现问题。在这种情况下，"机械论"就会和"活力论"一样：它们都是不可证明的。

对当下哲学争论的全面讨论超出了本书的范围。提到雅克·莫诺写成了足足有一本书那么厚的长文《偶然性与必然性》（*Chance and Necessity*）就足够了，它是当代"机械论"的强有力宣言。[19]这本书一出现就在知识界引起了巨大轰动，被译成多种语言。由于对细菌遗传学的研究，莫诺荣获1965年诺贝尔生理学或医学奖（同弗朗索瓦·雅各布和安德烈·莱沃夫分享）。他同样是位颇具说服力的作者。莫诺在文章中提出，生命的起源和进化都是偶然性造成的。换言之，生命是物理化学力量无理由运作的结果，并非有意计划（或者按照如今流行的说法，"智能设计"）所致。然而，由于自然界中没有终极原因，我们的组成也没有目的性，同时由于所有事物都对人类的存在和命运相当"漠然"，这种哲学看起来像是全然的悲观主义。

莫诺充分认识到了这一点。他写道，放弃这种"幻想"——灵魂给我们带来生气，我们的组成是有意设计的结果——的必要性是极度痛苦的根源。如果没有这些信念，我们的伦理学就不得不进行根本性的修正，我们要学着在没有它们的情况下有道德、有情感地生活。然而，唯一能够抚慰人们痛苦的是那种能"揭示人类的意义，并在自然界中为它找到一个恰当位置"的解释。可是为了看上去"真实、意义深远和宽慰人心"，对生命和我们在世界上所处位置的解释就必然要同万物有灵论传统合流。纵观历史，所有宗教、几乎所有哲学，"甚至一部分科学"都拼命否定我们自身的偶然性。人类被看作徐徐展开的庄严计划的一部分，像是贯穿宇宙纬线的一根经线。

莫诺的结论是，虽然客观分析迫使我们认为，我们表面上二元的存在是错误的，但这种二元论却同存在本身异常紧密地联系在一起，将它驱散只可能是徒劳的。然后，他的观点出现了令人惊讶的转折，他写道："放弃将灵魂看作无形的'实质'的幻想并不是否认它的存在，而是恰恰相反，开始认识到基因、文化遗产和个人经验（无论是不是自己能体察到的）的复杂、丰饶和深不见底，这些加在一起，组成了我们的存在，存在本身就是其独一无二、无可非议的见证。"

根据我的理解，这意味着我们的存在本身就异常丰饶、复杂，因此我们不应该为失去灵魂而哀叹。然而一定程度上来说，这就是"活力论"观念的改良版。克洛德·贝尔纳指出，在活的生物体当中，要素和现象并非简单地相互联系，而是形成了统一，"表达了某些超出它们各自特性简单相加的东西"。他甚至表示，要是"活力论者"能够不再提及超自然，将他们自己限制在"承认活的生物体会展现非生物界所不具备的性质，从而形成生物体独有的特征"这个范围内，他就会同意这些人的观点。

引用上述语句后，两位当代医学随笔作家得出结论："要是说'灵魂在生物体中进出'是真的……'不适用物理化学定律或与其相抵触的事物并不真正存在'也是真的，这点就同样是真的：在我们所说的'生物体'这个整体中，数量巨大的细胞交换信息，以协同一致的方式做出反应，目的是保存自身，那里存在着一项共同原则，也就是生命机能的一个统一、终极的组织形式。"[20] 他们指出，这一原则正是亚里士多德所说的"灵魂"。从这种视角出发，"活力论者"和"机械论者"之间好像就没那么势不两立了。

根据莫诺的看法，我们存在的复杂性给生物学指出了尚待探究的领域。这些领域不是演化，也不是生物体的发育：我们已经拥有解开这些谜团的钥匙。当然，在上述领域还有很多内容要探索，可它们已经大致得到了厘清，不再像以前那样神秘莫测了。如今，像生物圈中生命的起源、中枢神经系统中意识的本质这样的问题，才是挑战生物学家的新谜团。

这些谜团有多少能得到解决，我们拭目以待。然而可以确定的是，发现的东西越多，就越得面对更深一层的谜团。随着已知半径的扩大，未知的挑战会倍增。光越明亮，四周的黑暗就越深。"活力论者"可能是将所有注意力集中到光暗交界处的思想者。他们的观点全围绕着不同寻常、难以解释的事物。当然，他们并非无知的巫医、庸医或萨满，某些最聪明的头脑也在其中。

当代哲学家米歇尔·翁弗雷（Michel Onfray）质疑了先前针对"活力源泉"的大量冷嘲热讽。[21] 他发现，这一今天遭到摒弃的概念同一个经久不衰的观念有关，该观念以多种形式呈现，例如前苏格拉底时代的"逻各斯"、斯宾诺莎的"努力"（conatus）、叔本华的"生命意志"、尼采的"强力意志"，以及其他非常古老的哲学传统中同样可敬的成员的理念。

虽然就对身体的科学、真实和基于经验的理解而言，"活力论"已经无用，可它或许有助于激发直觉或预感，这些有时在科学上能结出意料之外的丰硕果实。在哲学层面上，"活力论者"照样可以主张，我们对生命本身没有概念，因为我们大肆吹嘘的知识仅仅涉及其外在表现。这里要再次引用斯宾塞（莫诺干脆将他归入"活力论者"一派）的话："对可说明事物的解释只会让我们更加清楚还留在后面的事物是不可说明的……（科学家们）同时领悟了人类智能的伟大与渺小——它有能力处理一切在经验范围内的事物，但无力处理任何超出经验范围的事物。"[22]

第四章

生育的奥秘

　　人类的繁衍是"活力论"的最后堡垒。"机械论"一派令人信服地说明，活的有机体的一切基本表现都可以还原为物理化学过程，然而在那之后很久，令人惊叹的生育功能依然没有得到解释。如果说有哪种身体性能好像需要"活力源泉"的干预，那么一定就是它了。如果不引入超自然影响，怎么才能解释这一令人震惊的现象——自男女两性的分泌物当中，一个人出现了？17世纪之前，对这一过程的理解始终没有显著的进展。或许可以说，那时候盛行的观点和古代圣人们——特别是亚里士多德——所主张的大同小异。

　　亚里士多德宣称，在胚胎形成过程中，女性只提供了被动的质料，在他看来，这些质料主要是经血。父亲

109

则提供了"形式"。（在亚里士多德学派的术语中，"形式"不光意味着"形状"，还意味着指导新事物形成的原则。）所有人都可以看到，在繁衍行为中，特殊的质料——精液——被父亲传递了过去。然而这无关紧要。大家都知道，这种液体不会留在女性的身体里。真正重要的是其中传递的指导胚胎形成的原则，创造性的能力，亦即亚里士多德学派所说的"形式"。

在中世纪，对这一谜题的理解并没有更加深入。人们在更清晰地阐述需要回答的问题上取得了进步，然而并没有找到真正的答案。出现了这样的争论：怀孕过程中的有效原则到底是像亚里士多德主张的那样由男性提供，还是像盖伦相信的那样，由于一个人可能具有父母双亲的特征，所以男女两性的"种子"在新生命的形成中贡献均等。胎儿器官出现的顺序、胎儿在母亲子宫内的生存方式都得到了讨论。

所有这些讨论都同中世纪盛行的神学、占星学考量交织在一起。人们仍旧相信，人体的生理活动会明显受到天体的影响。在卡西诺山（Monte Cassino）工作、将医学文本自阿拉伯文翻译成拉丁文的本笃会修士康斯坦丁诺斯·阿非利加努斯（Constantinus Africanus，约1020—1087年）论述了胎儿的位置及其发育过程，将其同天空中星体的运动联系了起来。[1] 盖伦作品的翻译者之一彼得罗·德阿尔巴诺（Pietro d'Albano，1257—1315年）详细解释了精液中存在的"有益功效"，但认为其表现同天体的运动呈现出严格的一致性。在中世纪医学里，人类身体是一个微观宇宙，它是整个宇宙的反映和缩影。

随着现代性的到来，理论开始被建立于实际观察之上，但用以实现这一点的工具却依然原始。因此，哪怕是最出色的头脑提出的猜想也经常是过度夸张或牵强附会的。勒内·笛卡尔将人类繁衍描述成"令人困惑的两种液体（男女两性的性器官分泌物）混合，这两种液体的互相作用类似于某种酵母，彼此加热"的结果。有些"粒子"（假定男性和／或女性的液体含有来自父母双亲身体所有部分的元素）被积极地搅动，"扩张，挤压其他粒子，通过这种方式排布成构建四肢所需的形态"。[2]心脏的形成，也是由于假想中的粒子因热量而运动，实现聚合。他把这种热量比作"酿酒时或贮藏干草时出现的热量"。

因此在笛卡尔看来，胚胎发育类似含有粒子的液体的发酵过程，它是由机械力量——热量和运动——推动的。最重要的理性哲学家做出这种机械论的解读并不奇怪。然而它还是过于简单化，从我们现在的角度来评判也相当幼稚。

威廉·哈维的假说同样错误百出，却更富想象力。他提出，怀孕类似于精液给子宫带来的一种"传染"，非常像磁石将磁性传给铁屑。他写道："让种子能够萌发的东西也类似于传染。"（quod facit semen foecundum, analogum contagio.）[3] 然而这种假说很牵强，可信度不高。一个新人可以自两种无组织液体的混合物中出现，简直难以置信。因此另一种假说出现了，它干脆完全绕过了这个障碍：新生命不是由两粒液体种子形成的，而是已经在其中一粒种子中完全成形。

（亚里士多德学派的）假说认为，胚胎是自分散、无定形的组成部分中逐渐形成的（"渐成论"），新观点则认为，胚胎从一开始就是完整的，只是非常小。在这种名叫"预成论"的假说中，实际上确切地说，并没有生殖，有的只是生长。微小的胚胎（或"胚芽"）在先前就完整存在了。它要做的只是扩大，自微小、不可见的状态长到人类胎儿的大小。

最早对"预成论"做出明确阐述的，可能是意大利医师、作家朱塞佩·阿罗马塔里（Giuseppe Aromatari，1586—1660 年），他是威廉·哈维尊敬的朋友。他写了一篇关于植物生殖的短文，只有四页纸，是以书信形式写成的（"Epistola de generatione plantarum ex seminibus"，威尼斯，1625 年），他在其中表达了自己的观点。在他看来，成熟的植物已经存在于种子的一小部分当中了，尽管只是微缩版。这封简短信函令他闻名遐迩。像"显微解剖学之父"马尔切洛·马尔皮吉（Marcello Malpighi，1628—1694 年）和荷兰杰出博物学家扬·斯瓦默丹（Jan Swammerdam，1637—1680 年）这样的著名人物都赞同他的观点。

斯瓦默丹对昆虫的观察和出色绘画在 20 世纪之前无人能及。他认为，能够在蜉蝣或鱼蛉（两者成虫的生命都很短暂，若虫阶段却可能长达数月甚至数年）的若虫身上看到成虫形态的所有结构——翅、腿、躯干部位等等，只是折叠、压缩、变短了。马尔皮吉也在关于鸡胚的著作（*De formatione pulli in ovo,* 1672 年）中，试图给出能够强化"预成论"假说的观察结果。

这些人和更多别的作者相信，昆虫和鸟类的卵中存在胚芽。因此自然可以认为，对各物种来说，承担生殖职能的主要是产卵的雌性。然后，尼尔斯·斯坦森（Niels Stensen，1638—1686 年）的著作和荷兰年轻研究者雷尼尔·德·格拉夫（Regnier de Graaf，1641—1673 年）更有分量的成果证明，哺乳动物的卵巢也会产生"卵"（"细胞"的概念当时尚不存在）。威廉·哈维等人断言，所有动物都是自卵中出生的，这一信条后来被称为"卵源论"。对那些"预成论"的坚持者来说，预

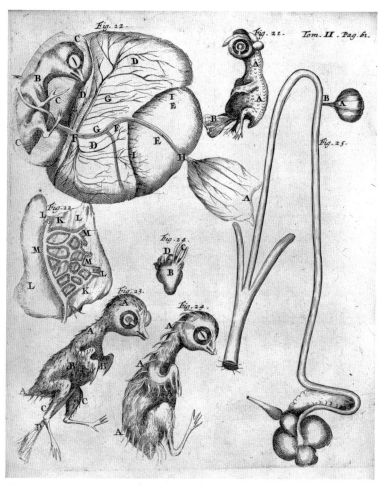

图 4.1　马尔皮吉在关于鸡胚的著作中试图阐明“预成论”的观点

先形成的胚胎存在于卵中。因此女性——母亲——在生育过程中发挥着重要作用，父亲的作用只是次要或辅助性的——刺激胚胎生长。

古老的盖伦学说主张，胎儿是男女两性分泌物融合之后以某种形式产生的，"卵源论"的主张与此恰恰相反。在古代，卵巢被看作"女性睾丸"，它可以合成一种液体（"女性精液"），这同男性精液融合，繁衍过程就开始了。然而不是所有古人都同意这一点。由于错误的观察结果和过度活跃的想象力，有些作者推断，女性精液会流入膀胱。在古罗马行医的著名医师以弗所的索兰纳斯（Soranus of Ephesus，约98—约138年）在其富有影响力的妇科学著作中提到了这种古怪的误解，使之长久流传。他指出，卵巢分泌物在生育过程中并不重要，因为它流入膀胱，从那里（融入尿液）被排出体外。[4]后来的观察者纠正了这一错误，却也引入了自身的偏见。维萨里在著名的《人体的构造》第五卷中正确地表述了子宫和输卵管之间的关系，然而输卵管被描绘成了盘成螺旋形的薄薄肌肉管道，环绕在卵巢四周，非常类似于睾丸周围环绕着的附睾。由这一点可以看出，哪怕他毕生致力于系统性地纠正古人描述解剖结构时的差错和误解，但他还是受到了"卵巢是'女性睾丸'"这一观点的严重影响。他的学生加布里埃尔·法洛皮奥

（1523—1562年）正确地描述了输卵管的结构，这一器官因此以他命名。

　　格拉夫发现人类卵巢会产生"卵"时，"卵源论"的力量大大增强了。事实上，他并没有看到卵细胞本身（如今所说的"卵子"或"卵母细胞"）——那是种细胞质充盈的细胞，直径大约0.1毫米，然而当时可用的原始工具观测不到。他看到的是更大的结构——囊状卵泡（又称格氏卵泡），充满液体的囊泡，位于卵巢表面附近，里面排列着许多密集分布的微小（卵泡）细胞。卵子位于一大团短粗的这类细胞当中，而这些细胞嵌在囊泡凹陷处。直到1826年，真正的卵子或卵母细胞才被爱沙尼亚裔研究者卡尔·欧内斯特·冯·贝尔（Karl Ernst von Baer，1792—1876年）发现。主张"卵源论"的一派因为这些以卵巢为中心的发现而信心大增，直到一项新进展炸弹般落到他们中间：列文虎克对精子的发现。

　　安东尼·凡·列文虎克（Antonij van Leeuwenhoek，1632—1723年）并不是观察到活精子的第一人，然而他对简单显微镜（只有一个镜头，同复式显微镜不同，后者可以运用多个镜头）的熟练运用，加上生动形象的描述，使精子为全世界所知。他是一名固执、腼腆、有些过分规矩的新教徒，迅速声明他检视的精子不是自己的，而是一名感染淋病的朋友的。他观察到精子后不久，这一点就很明显了：所有种类的雄性动物都能自主射出包含运动迅速、蝌蚪状的生命形式（被叫作"微动物"，类型因物种而不同）的液体。因此，他毫不犹豫地同主张"预成论"的人结盟，并提出种子是由这些"微动物"传输的。所以在尼古拉斯·哈特索克（Nicolas Hartsoeker，1656—1725 年）的著名画作中，一个小小的婴孩在精子头部蜷成球形。公开宣称相信女性在生殖过程中居于首要地位的"卵源论"一派同认为男性拥有这种优越地位的"精源论"一派观点相悖。两派之间爆发了激烈争执，延续百余年。

然而，要是一个完整的微型人存在于"胚芽"当中，那么这个小生命就会有自己的性器官，其中的"胚芽"包含着更小的完整的人，依此类推，一代接一代，无限延伸。很明显，这种观点同常识相矛盾。想想一个发育成熟的人和精子头部的大小差异。要能嵌进精子头部当中，这种微型人的体积就必须在发育成熟的人的百万分之一以下。然而这种微型人和他／她自己的"胚芽"之间存在同样的大小差异，之后几代也是如此。因此仅仅四五代后，我们自己和第四或第五代"压缩胚芽"之间的大小差异就将夸张得不可想象。为了表现这一点，要写出的分数将拥有异常巨大的分母——完全

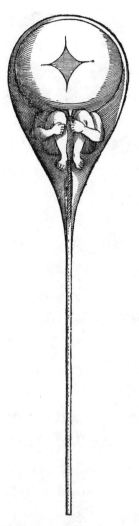

图 4.2　尼古拉斯·哈特索克绘制，婴孩蜷缩在精子的头部

是个天文数字，在讨论地球和星体的间距时才会用到。
而这仅仅是第五代！

一个拥有理性的人怎么会相信这一点？按照当时一名重要的"预成论者"的说法，要是我们无法想象这样极端的小，"该责怪的只有我们的头脑，我们每天都承认它有多么软弱无力。然而这一点绝对正确：过去、现在和未来存在的所有动物都是同时创造出来的，全锁在第一个雌性体内"。[5]

列文虎克观察了很多种类的细胞，然而他不能确定细胞是构成所有活的有机体的基本单位。同样，他观察到了多种雄性动物精液里充斥着的精细胞，却没能理解它们在人类繁衍过程中的作用。一个世纪后，伟大的意大利生物学家、修道院院长拉扎罗·斯帕兰扎尼（Lazzaro Spallanzani，1729—1799年）无可置疑地证明了，要想实现受精，雄性的精液必须同雌性的卵细胞接触。可是在他看来，让卵细胞受精的力量存在于精液的液体部分当中，而非精细胞。对他来说，这种蝌蚪状的"微动物"不过是外来的污染物！

斯帕兰扎尼认为，有充分证据表明卵子是"胚芽"所在之处。因此，他既是"卵源论者"又是"预成论者"。他设计了一系列无懈可击的实验，有力说明了精细胞在生殖过程中的角色。斯帕兰扎尼的研究得出了很多结论，其中包括他证明了用滤纸过滤之后，精液就失去了使卵子受精的能力。留在滤纸上的元素除了精子又会是什么呢？然而我们先入之见的力量是很大的，即便找到了最好的证据，如果它同我们当前的信条不能吻合，我们也会忽略。

直到 18 世纪，人们都没有准备好理解生殖过程，然而承认这一点的人少之又少。伏尔泰就是"少之又少"的这批人之一：他以无可比拟的幽默嘲弄了"卵源论"的创立者（威廉·哈维，伏尔泰在一篇文章中用"Aryvhé"这个假名指代哈维），称：

> 他解剖了一千只接受过雄性液体并产下后代的雌性四足动物，然而在检视了母鸡下的蛋以后，他得出了万事万物都源自一个蛋的结论。鸟类和其他物种的区别在于，鸟类会孵蛋，其他物种不会。女性只不过是母鸡，欧洲女性是白母鸡，非洲南部的女性是黑母鸡。所有人跟着 Aryvhé 重复道：**万事万物都源自一个蛋。**

伏尔泰以直率的结论为这一阐述收尾："我觉得我们必须坦然承认对自己的起源一无所知。我们就像埃及人，自尼罗河获得了那么多帮助，却还不知道它的源头。可能有一天，我们会发现它。"[6]

虽然 17、18 世纪的显微镜学家无法解开人类繁衍之谜，但是显微镜的发明无疑是医学史上的一个重要里程碑。17 世纪初，荷兰透镜匠人开始生产质量非常高的放大镜，博物学家很快利用它们研究非常小的物体。列文虎克站在这一运动的最前沿。他原先是来自代尔夫特镇（Delft，位于尼德兰西部）的布商，可他运用自己严格保密的技术，完善了对透镜的打磨，还组装了一台可以放大 266 倍的简单显微镜。

他的显微镜只装有一个透镜，比改进过的放大镜强不了多少。然而透镜是球面的，打磨得非常精细，因此将像差减到了最低。它紧密地嵌在一块扁平金属板上的洞里，用以观察的标本固定在下面一个针状的固定器上。固定器连着螺丝，转动螺丝时，标本也会跟着转动，所以能够从任何角度观察标本。要想看到放大了的物体，观察者的眼睛就必须非常靠近透镜。

借助这一不算复杂却相当实用的工具，列文虎克描述了植物、昆虫、晶体、静水中的原生动物、木片和许多其他事物的微观结构。他是首先观察到红细胞（1673年）、精子（1677年）、酵母菌（1680年）、细菌（1683年）、毛细血管（1689年）的人之一。在发给伦敦皇家学会的数百份报告中，列文虎克用荷兰文（他没受过大学教育，不懂拉丁文）记录了自己的许多惊人发现。由于朋友雷尼尔·德·格拉夫的推荐，他成功加入了伦敦皇家学会。

不过，从发现精细胞到确定精子和卵子在人类生殖中的作用，还有艰险的长路要走。长期以来，人们并不清楚排卵的生理过程，这是通过对多种动物的若干观察逐渐揭示的。[7]格拉夫观察到了一个输卵管异位妊娠的案例，他因此推测，卵子必须自卵巢经输卵管前往子宫。18 世纪晚期，苏格兰解剖学家威廉·克鲁克香克（William Cruikshank，1745—1800 年）在兔子身上观察到了输卵管和子宫内的卵细胞，也观察到了胚胎着床；[8]然而直到 19 世纪，很大程度上由于瑞士科学家让－路易·普雷沃（Jean-Louis Prévost，1838—1927 年）和法国化学家、胚胎学家让－路易－巴蒂斯特－安德烈·仲马（Jean-Louis-Baptiste-André Dumas，1800—1884 年）的工作，有一点才得到了确认：精液中能够让卵子受精的成分是精细胞而非液体部分。

19 世纪大部分时间里，对胚胎学的研究都仅仅是描述性的。这一领域的代表人物有克里斯蒂安·潘德尔（Christian Pander，1794—1865 年）、马丁·海因里希·拉特克（Martin Heinrich Rathke，1793—1860 年），以及特别重要的卡尔·欧内斯特·冯·贝尔（1792—1876 年），他们的研究明确表明，对胚胎发育的理解只能通过大量显微镜观察实现。他们以令人钦佩的勤勉开展了这样的研究，他们不知疲倦的努力换来了关于鱼类、爬行类，以及其他脊椎动物胚胎发育的一系列成果。[9]

到19世纪末20世纪初，胚胎学变得化学且"实验"了。也就是说，研究者的努力方向是明确同形态学变化（他们的前辈已经对此进行了非常彻底的描述）相关的生物化学过程，以及分析环境中的化学改变造成的畸形。20世纪的前三分之一结束时，一个研究者还有可能掌握所有关于胚胎学的化学知识，虽然这绝非易事。李约瑟（1900—1995年）编撰了一部题为《化学胚胎学》（Chemical Embryology，1931年）的百科全书式学术专著，择要整理了这类知识。

"诱导"的发现深化了化学胚胎学研究。在"诱导"过程中，胚胎一部分的发育会受到来自另一部分的"信号"或"信息"的影响。由于在这一领域的工作，汉斯·施佩曼（Hans Spemann，1869—1941年）获得了诺贝尔奖。[10]这开辟了通向胚胎学新时代的道路，一直延伸到今天，关于生长因子、它们的受体以及它们的基因的表达受到的调控的知识爆炸性增长，给理解神秘莫测的胚胎生命过程带来了惊人的洞见。

当胚胎学依然是高度理论化的学科时，对此感兴趣的只有数量有限的一小群专业人士。然而从 20 世纪下半叶起，新技术开始在人类身上应用。它的影响类似于地震：震荡波传得既远且广，其力量被证明足以撼动经久不变的价值观念，以及人们通常以为稳如泰山的社会制度。

运用人工授精（in vitro fertilization，IVF）技术时，卵子在培养皿或其他实验容器内受精。受孕在实验室条件下发生于体外，和性活动无关。胚胎形成后就被植入母体子宫。剑桥的一位胚胎学家罗伯特·爱德华兹（Robert Edwards，生于 1925 年）成功让一位名叫莱斯利·布朗（Lesley Brown）的女性的卵细胞受精，用的是她丈夫的精子。1978 年 7 月 25 日，在世界范围内的高度关注下，这位女性生下了第一个通过人工授精孕育的婴儿路易丝·布朗（Louise Brown，大众媒体称她为"试管婴儿"）。[11] 这个女婴一切正常，渐渐长大成人，怀孕，自行生下了正常的孩子。这项技术获得成功，被吹捧为治疗不孕不育的灵丹妙药。世界各地被诊断患有不孕症的女性涌向了提供 IVF 的医疗机构。

应当指出，在有性生殖过程中，数百万精子活跃地移动，来和卵母细胞相遇。然而这数百万精子当中，事实上只有一个进入了卵子，让双方的遗传物质得以汇集到一个细胞中。它是移动最快的那个吗？它是能贡献出最好遗传物质的那个吗？还是说，决定哪个精子能让卵子受孕的只是单纯的运气？正如杰出科学家吕克·蒙塔尼耶（Luc Montagnier）所言，"我们并不知道究竟如何"。[12] 现有的研究都不能断言这些可能性中哪一个是真的。由于这种不确定性，那些运用 ICSI（intracytoplasmic sperm injection，单精子卵细胞质内注射）技术将精子注入卵子的人的热情应该冷却一些。要花上好几代人的时间，才能查清这项技术"进步"是否会带来令人不快的后果。

无法排卵的女性只能通过使用别人的卵细胞来获得生育能力。这当然模糊了传统的母亲的概念。之前，产下孩子的女性被看作亲生母亲。而如今，捐献卵子的女性在逻辑上也可以声称拥有母亲的某些法定权利：毕竟孩子是用她的生殖细胞（卵子）孕育的，因此具有一半她的基因。用捐献的精子来孕育试管婴儿时，出于同样的生物学原因，就父亲而言也会出现类似的考量。

当"代理孕母"进入这幅图景时，状况进一步复杂化了。"代理孕母"是愿意用子宫孕育他人胎儿的女性，这是一项提供给无法用自己的子宫怀孕的不孕女性的服务。正如卵细胞商品化因滥用而染上了污点，在"代孕"成为金钱交易（"出租子宫"）的状况下，子宫本身就承受了经济剥削：充当代理孕母的女性和出售用

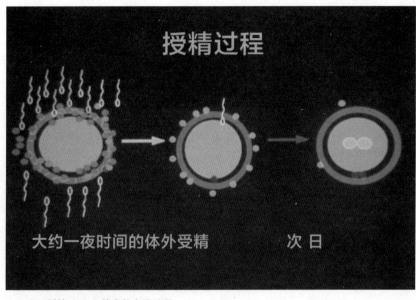

授精过程

大约一夜时间的体外受精　　次 日

4.3 人工授精（IVF）技术的实施过程

于人工授精的卵细胞的女性一样，经济条件通常相当恶劣，承受着沉重的财务压力，而利用她们服务的女性通常经济条件更好。情形当然不总是如此。然而哪怕代孕是出于利他主义的原因，没有物质激励，也可能出现严重的社会问题。例如，一名女性可能决定替自己患有不孕症的女儿代孕，就像广泛宣传的案例中那样。她怀着的胎儿既是子女也是外孙子女。孩子将在这样的环境下长大：母亲并不是生物学意义上的母亲，他/她同别的亲密家庭成员之间的关系也可能混乱不清。这只是一个例子，说明新的生殖医学技术要是不加批判地应用，就会大大扰乱个人已经学会认知的家族血脉谱系，而自有人类历史起，这种家族血脉谱系就规范着人类的行为。

克隆的出现让局面更加令人困惑。在细胞核转移克隆技术中，卵细胞的细胞核被移除，用成熟个体的细胞核替代。引入这种成熟细胞核的做法是通过复杂的实验程序完成的，要对接受细胞核的卵细胞进行电刺激。这不光有助于植入细胞核，也表面上"欺骗"了接受细胞核的卵细胞的细胞质，使其相信精子已经进入。于是，换了核的细胞就像发生了真正的受精那样，开始活跃地分裂。几轮分裂以后，细胞被植入适合怀孕的女性或雌性子宫中，然后这位"养母"就为不断发育的胚胎提供滋养，直到分娩。

1997 年 2 月 23 日，苏格兰生物学家伊恩·威尔穆特（Ian Wilmut）和同事们宣称取得了这样的成果。他们用多年前死去的一只母羊的胸腺组织的细胞核，克隆出了一只新生小羊，起名"多莉"（Dolly）。这是真正的突破。它同 19 世纪以来确立的一条胚胎学核心准则相抵触，即成熟体细胞早年所经历的特化是不可逆的。不到一年时间里，其他研究者成功克隆了小鼠。更多研究者紧随其后，利用相同或相近的方法，克隆出了猪、山羊、大鼠、兔子、马和狗。

以这种方式出生的产物就是克隆体，因此在许多重要方面与自然怀孕的产物不同。首先，它是在没有精子的情况下孕育的，完全通过实验室操作。其二，它的基因组成和细胞核（用来重组卵细胞的细胞核）捐献者一模一样。要注意的是，捐献者并不能被看作"父亲"，因为在传统语境下，"父亲"这个术语特指给后裔提供一半基因的男性或雄性，而另一半基因来自做母亲的女性或雌性。在这种情况下，细胞核捐献者让自己的全部基因传递了下去，未经混合。因此，后裔的基因和捐献者完全相同，从这个角度来说更像"双胞胎"而非父子。

当代生殖医学造成了史无前例的困惑和窘境。在意识到现有技术已经让克隆人类成为可能之后，美国国家生物伦理顾问委员会（National Bioethics Advisory Commission，NBAC）于 1995 年创立了。然而事实是，其成员尽管是来自诸多领域的专家，但并不具备解决相关难题的专门知识。要全面理解这些难题，就必须对遗传学、分子生物学和胚胎学的某些基础概念都有相当程度的理解。关于特定医学流程的应用知识也不可或缺。然而，被招来组建顾问委员会和咨询机构的立法者——律师、哲学家和其他专家——通常缺乏这类知识，也不能指望他们迅速掌握这些知识。就算只是粗浅了解这些领域，都需要投入许多时间与精力。

因此，公众的参与是必要的。幸运的是，有充足的信息源来帮助人们恰当了解这些问题，也清晰地界定了必须面对的困难。[13] 我希望，随着比例更高的民众充分了解这方面的信息，会有足够多的人针对轻率的提议和在考虑不周的状况下启用新技术做出积极反应，施加压力以确保立法更加审慎。

产科学的历史

不管是不通过性行为而在实验室里产生的胚胎，还是因父母双亲的性结合而形成的胚胎，胎儿一旦发育成熟，就必须离开母体。胎儿前往外界的过程有可能相对顺畅，也有可能艰辛万状，出现可能致命的问题。产科学的目标就是防止这些问题。

"接生妇"的拉丁文是 obstetrix，据说源自 obstare，意为"站在面前"，这可能是由于助产者站在产妇面前，好接住孩子。许多个世纪以来，分娩全然是女性事务，男性被系统性地排除在产房之外。古罗马人发现，女性的疾病同男性并不相同，因此认识到这一领域需要专业人士。在古罗马，医疗是不多几种女性可以参与的男性主导的活动之一，许多女性通过行医赢得了声望和威信。妇产科医师通常是女性，虽说这并不意味着她们只能从事妇产方面的工作。[14] 然而，这一领域最受尊崇的作者是男性——以弗所的索兰纳斯（约 98—约 138 年）。索兰纳斯给出的妇科建议很有见识。他提出的卫生准则相当合理，在临床医疗条件恶劣的年代，这必然对病人非常有益。他的著作是一份叫作"莫斯基翁"（Moschion，也可以拼成 Moscion，源自一位名叫 Muscio 的拉丁文作者，此人解释了索兰纳斯的著作）的文本的基础，这份文本在中世纪获得了高度尊崇。它被当作权威引用，至少 9 个世纪里几乎没有改动。

文艺复兴之前，没有出现任何新的重要进步。之后随着印刷术的兴起，某些对妇产科学发展有重要作用的著作开始流传，有趣的是，它们都是男性写的。其中一部以《玫瑰园》(*The Rosengarten*)之名广为人知，作者是德意志人尤里卡乌斯·罗斯林(Eucharius Rösslin)。[15]它初版于1513年，配有精美的木刻版画插图，有些是从索兰纳斯原始文本复制来的。它被翻译成了英文，定名为《人类的出生》(*The Birth of Mankind*)。另一部声名远扬的著作是雅各布·鲁尔夫(Jacob Rueff，1500—1558年)的《人类生育的概念》(*De conceptu et generatione hominis*，1554年)，同样配有大量插图，内容同索兰纳斯的作品相近。

文艺复兴时期的文本严厉谴责接生妇，指责她们无知、迷信，采取的做法对产妇有害。这些文本是写给谁看的？当然不是男性医师，因为他们被从分娩过程中排除了出去。事实上，当时所有的产妇都是由接生妇照看的。这种对接生妇毫无同情、大加攻击贬损的小册子，其作者应该不会指望接生妇们去买、去传播。这些小册子的预期读者可能是受过良好教育的富有男性，主要是贵族和神职人员。印行插图文本是为了回应其读者对窥阴的喜好，这些著作的目标就是满足他们的需求。

历史学家们宣称，除了英国及其美洲殖民地，事实上近代时期没有男性从事产科，至少到1800年还是如此。[16]然而，的确有男性从事这一职业。在法国，国王路易十四意识到医师们学会了重要的新技能，因此允许其中一位——朱利安·克莱蒙（Julien Clément，1650—1729年）——给国王的情妇德·拉瓦利埃夫人（Madame de la Vallière）接生。后来，其他医师也被召去替重要贵族甚至王室成员的妻子接生，宫廷里也正式任命了一位"男助产士"。这一行当的体面程度因此大大提高，可这种发展并不是突然出现的。技艺精湛的外科医师弗朗索瓦·莫里索（François Mauriceau，1637—1709年）于1668年出版了《论孕妇疾病》（*Traité des maladies des femmes grosses*），此书重印了若干版——在18世纪至少有7版。休·张伯伦（Hugh Chamberlen，1630—1720年）将其翻译成了英文，书名改为《有修养的助产妇》（*The Accomplished Midwife*，1672年）。

莫里索发明了一种促进臀位——不同于正常的"头位"——胎儿娩出的方法［在英语国家被称作莫里索-斯梅利-法伊特（Mauriceau-Smellie-Veit）手法］，因此对产科医师来说，莫里索的名字很耳熟。这位产科医师会将一根手指放入胎儿口中，然后让胎儿转脸。现代教科书建议的做法是用一根手指按压胎儿上颌，因为这样能够让头颈更大幅度地屈曲，降低婴儿娩出的难度。

在过去，胎头娩出迟滞这种复杂的情况经常造成母子双亡。有时不得不采取非常措施。胎儿的脑袋被切开（穿颅术），大脑被毁掉，只有这样，构成颅骨的柔软膜

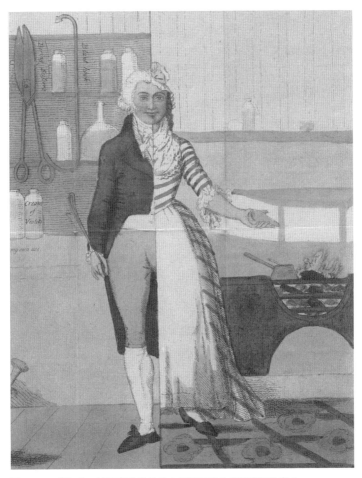

图 4.4　18 世纪末，插画家以半男半女的漫画形象来讽刺男助产士
（绘画：Samuel William Fores，1795）

质骨骼才会塌陷，死胎的脑袋才能被拽出。如果胎儿出现横产（也就是说，身体中轴线垂直于母体的纵轴），唯一可能的选择就是恐怖的肢解方法。当时没有麻醉，剖宫产几乎无一例外会导致（产妇）死亡。因此，人们会用适合施行穿颅术和肢解术的可怕器械，一块块将胎儿移除。在古罗马，"断头器"甚至被设计出来，让胎儿身首分离因此更加容易。

这一切听上去极度残酷、野蛮，然而我们必须记住，只有在产程拖得非常长，相信胎儿已经死亡的情况下，才会采取这些令人毛骨悚然的措施。在执行这类可怕的规程前，医师通常会小心地获得宗教当局的许可，免得遭受蓄意犯罪的指控。然而，如果母亲看起来就快死了，有影响力的产科医师就会建议"**就当**胎儿已经死了那样做"。

就接生而言，一个历史性的重要进展是产钳的发明。古代就存在这种器械的不同版本，不过现代版本通常会追溯到英格兰的张伯伦（Chamberlen，起初拼法为Chamberlain）家族。威廉·张伯伦（William Chamberlen）是法国胡格诺教徒，1569 年定居英格兰。他的一个儿子彼得·张伯伦（Peter Chamberlen，1560—1631 年）是出色的外科医师兼产科医师，曾为詹姆士一世（James I）和查理一世的妻子接生。然而他受一场失败的反政府叛乱连累而被捕，然后被流放到荷兰，在那里去世。发明产钳的可能就是彼得·张伯伦。由于这一器械对外保密，他发明产钳的准确时间并不清楚。

这一创意可能来自大匙子或已知的接生妇会使用的其他工具。它们的功能是让婴儿头部更容易娩出，有点像在脚后跟使用鞋拔子来辅助穿鞋。彼得·张伯伦的儿子也叫彼得（1601—1683年），这个彼得和长子休·张伯伦（1630—1720年）都是擅长处理难产的医师。可他们并没有将产钳的秘密公之于众。如今大部分人会觉得，不让尽可能多的备受折磨者接触到有益于人类的发明，是昧着良心的做法，但当时的人并不这么认为。对张伯伦家族而言，贪婪胜过了利他。

他们一直尽力迷惑那些可能发现自己所用方法的人。他们接生时不允许其他任何人在场。产妇处在分娩的剧痛中，心神散乱，无法看到正在发生什么。不管怎样，她们也不可能看到，因为那是个保守拘谨的年代，一切都隐藏在床单下：男性医师的举动完全被床单遮住了。张伯伦家族成员来到患者家里时带着巨型箱子，比装在里面的器械大得多，箱子上还盖着块绣花布。接生时，他们用坛坛罐罐制造分散注意力的噪声，来进一步让待在房间外面的人摸不着头脑。回到家之后，他们将珍贵的箱子藏在单为这一目的精心设计的隐蔽处，就在阁楼地板下。

然而 1813 年，这一隐蔽处被发现了，就在小彼得·张伯伦 130 年前生活过的房子里：埃塞克斯郡的伍德汉姆·莫蒂默（Woodham Mortimer）厅。引人注目的是，地板下找到的箱子里装着张伯伦家族所用的器械[17]——不光是产钳，还有另外两件值得注意的装置。一件是助产杠杆，这是一个简单的金属叶片，一端有点弯曲，塞到胎儿颈背下以后，助产士会给另一端的手柄施加牵引力。另一件是头带，它是以丝绸或皮革等柔韧材料制作的带状物，装有手柄，用途是圈在婴儿头上，然后去拽手柄来加快分娩。医学史教科书里通常忽略这些发明，因为唯一被广泛接受的器械是产钳。

张伯伦家族的秘密最终得到了揭示。许多医师满腔热情地接受了产钳，虽然它的用途自一开始就存在争议。多种变体被设计出来。威廉·斯梅利（William Smellie，1697—1763 年）根据"盆腔弧度"改变了叶片的形状，试图用金属以外的材料制作叶片，来"让母亲免于承受医师开始工作时钢铁相扣发出的冰冷叮当声"。斯梅利是 18 世纪欧洲产科领域最声名卓著的人物，也是《论产科学理论与实践》（*Treatise on the Theory and Practice of Midwifery*，1752—1764 年）一书的作者。他虽然名噪一时，但因为风格豪放而不受欢迎。一名生气的接生妇说他是"粗声粗气的男接生妇"（a great horse godmother of a he-midwife），这一提法广为人知。

他的后继者是威廉·亨特（1718—1783 年），声名远扬的外科医师约翰·亨特的哥哥。威廉跟斯梅利学习过一段时间，拥有其导师所缺乏的动人魅力。[18] 由于社交天赋，他赢来了许多弟子，也让男性实施助产变成了可以接受的事情。他的著名事迹是在向朋友们——包括文人托比亚斯·斯摩莱特（Tobias Smollett，1721—1771 年）、詹姆斯·博斯韦尔（James Boswell，1740—1795 年）等等——祝酒时说："希望没有英国绅士会在没有苏格兰医师陪伴的情况下离开这个世界，我知道，没有谁是在这样的情况下来到这个世界的。"这句话抒发了他的自信：在他那个年代，男助产士正将新生儿带到日光之下。

威廉·亨特的名著是《人类妊娠子宫解剖学》（*The Anatomy of the Human Gravid Uterus*）。此书同维萨里的《人体的构造》一样，融合了有力的说明文字和精美的插图。亨特的书因荷兰艺术家扬·凡·莱姆斯戴克（Jan van Rymsdyk，约 1730—1788/1789 年）的作品而增色不少，莱姆斯戴克的出色绘画本身就是杰作。

然而，男性产科医师仍然遭到了反对，理由包括人们认为男性医师照顾产妇不庄重，接生妇憎恶男性入侵

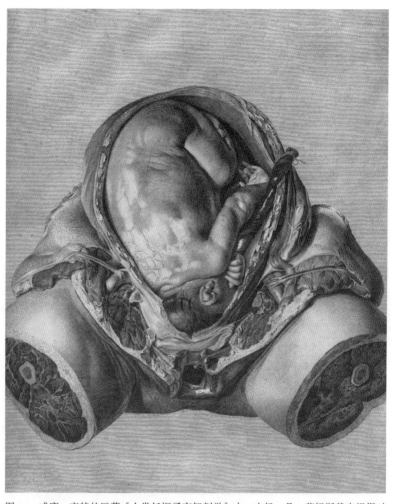

图 4.5 威廉·亨特的巨著《人类妊娠子宫解剖学》中，由扬·凡·莱姆斯戴克根据对 9 个月的胚胎解剖观察的结果绘制的图像（1774 年）

她们的领地，人们对应用器械普遍怀有敌意。由于男性医师最初只被招来处理难产，相比于接生妇，他们更有可能借助器械。接生妇们宣称，只有手——特别是女性的手——拥有达成顺产所必需的温软和构造，器械是吓人的，经常会造成损害。对器械的错误应用和用力过度会导致婴儿、母亲或二者同时受伤。威廉·亨特自己也说，同大部分外科手术不同，"总的来说，产钳（恐怕是所有接生器械，我想）应该是伤害大于益处的"。[19]

这种争议一直延续到今天。就像医学领域经常出现的那样，起先被誉为恩惠的事物后来被发现是危险的，最后不得不达成妥协：在恰当运用、认识到其局限性的前提下，它在特定情况下可能有益。然而近年来，很大程度上因为积极选择剖宫产的趋势，很少有医师接受过使用产钳的正确训练，这种器械可能很快会被彻底抛弃。

20 世纪 50 年代，由于真空吸引器的发明，器械接生得到了改进。它是由瑞典哥德堡（Gothenburg）的塔格·马尔姆斯特伦（Tage Malmström）研制的［虽然早在19 世纪时，詹姆斯·辛普森（James Simpson）就提出了运用"吸力"帮助婴儿娩出的想法］。将以合适柔软材料制作的"吸杯"或拔罐置于婴儿露出的脑袋处，通过牵引力帮助婴儿离开母体。像运用产钳时一样，要正确运用真空吸引器，就必须具备相当程度的技能和经验。不恰当的位置、过大的牵引力、对真空的误用和不正确的操作都会给母亲和孩子造成损伤。同产钳类似，由于这项技术所针对的问题都可以通过选择剖宫产来解决，对它的运用也就没那么频繁了。

剖宫产，即切开母亲腹部取出婴儿，是医学史上的重大进展之一。英文里表示剖宫产的词 cesarean section 据说源自传奇性的记载——尤利乌斯·恺撒（Julius Caesar）就是以这种方式降生的。然而这并没有历史依据。事实上，有证据表明这种说法是不可信的，因为在古代，在麻醉术和抗菌剂发明之前，接受剖宫产手术的女性不可能活下来，而众所周知，恺撒的母亲在他出生后还活了若干年。有些人提出，cesarean 这个术语来自拉丁文 caedere，意思是"割开"（过去分词 caesus，"切"）。怀着拯救婴儿的希望，罗马人相信，死去的孕妇一定不能在未经剖腹的情况下安葬，而要是剖开腹部后发现婴儿也死了，就必须将母子分开安葬。最早被称作《君王法》（lex regia）的律令中记载了这些事实，它是约公元前 715 年时国王努马·庞培里乌斯（Numa Pompilius）宣布的，后来被改名为《恺撒法》（lex caesarea），以奉承第一位恺撒。[20]

关于前麻醉术时代成功剖宫产的故事绝大部分可能

140

是不真实的。比如这个人们常常说起的例子：瑞士阉猪匠雅各布·尼费（Jacob Nufer）1500年在获得当局许可的情况下，给妻子进行了剖宫产。更早的时候，他所处时代最伟大的外科医师之一居伊·德·肖利亚克（约1300—1368年）在外科学教材里写道，通过剖宫产来接生婴儿时，明智的做法是切开母亲的左腹部，因为切开右腹部的话有切到肝脏的风险。[21]虽然这一忠告体现了对解剖学的了解，但他还建议，母亲的嘴和阴道口都要一直敞开，好让婴儿呼吸——我们现在知道，这项预防措施纯粹是胡说八道。后来几代人重复了他的建议。16世纪时，昂布鲁瓦兹·帕雷认识到，肖利亚克推荐的做法不可能帮助孩子呼吸。

帕雷反对在活着的女性身上进行剖宫产。听说"女人肚子给切开，不是一次而是好几次"的报告以后，他宣称这类故事都是编造的，因为所述的事实"不可能发生"。这种手术导致的出血会是致命的，而且"伤疤会让子宫无法再次膨大"。总而言之，按照帕雷的估计，这一程序"太危险，提供不了半点希望"。[22]

直到18世纪末19世纪初，关于成功剖宫产的可信报告才开始在多个国家出现。大英帝国的第一例剖宫产是詹姆斯·米兰达·巴里（James Miranda Barry，约1795—1865年）进行的，此人是一名军医，跟随英军行遍四海。后来人们知道巴里是女性，但她却女扮男装四十多年。直到 1865 年安排她葬礼的时候，她真正的性别才被揭穿。她的生平成了书籍、戏剧和电影的主题。在北美洲，第一例剖宫产据称是俄亥俄州的约翰·里士满医生（Dr. John Richmond）在 1827 年完成的。早期的剖宫产依然在不施行麻醉的情况下开展，产妇死亡率非常之高。然而，随着麻醉、无菌操作和新技术的应用，剖宫产的结果迅速得以改善。

克服生产并发症的医学技术逐渐出现了。麦角可以有效应对大出血，麻醉术可以有效应对疼痛，产钳可以有效应对滞产。现在我们知道，致死率极高的可怕"产褥热"或产后热是由细菌（主要是链球菌）引起的，用简单的卫生措施就可以避免。在不具备任何细菌学知识的情况下，亚历山大·戈登（Alexander Gordon，1752—1799 年）和奥利弗·温德尔·霍姆斯（Oliver Wendell Holmes，1809—1894 年）分别独立提出，这种疾病是通过接生妇和医师在产妇间传播的，未必像人们普遍相信的那样，是通过"瘴气"或恶臭空气传播。接下来，匈牙利医师伊格纳兹·塞麦尔维斯（Ignaz Semmelweis，1818—1865 年）观察到，住院的孕妇中，由医师照看的那些比由接生妇照看的更容易得产褥热。在进行广泛研究之后，塞麦尔维斯得出结论：造成这种现象的原因是医师在院内的日常工作。他们清早就开始工作，去太平间进行尸检，然后紧接着去巡视产科病房，给病人做妇科检查。这一推论似乎不可避免：医师们将疾病传播给了产妇。塞麦尔维斯的一个朋友在进行尸检时不慎划破了皮肤，死于感染。此事之后，塞麦尔维斯为自己的假说找到了证据：他对这个朋友进行尸检时所揭示的病灶模式和结构，都与死于产褥热的女性异常相似。

通过强制推行用加氯的水认真洗手这一简单方法，产褥热发病率陡然下降。塞麦尔维斯证实了自己的理论，表明在医学上，即使不知道病因，也有可能进行有效治疗。然而对医师们来说，"医师是疾病的实际传播者"和"他们的无知与顽固给孕产妇带来了这么大苦难"这样的观点是不能容忍的。这是医学史上的黑暗一页——他们满怀恶意地针对塞麦尔维斯，嘲笑和诽谤他的观点。他丢掉了工作，被赶出维也纳。数年后，他在一家疯人院里潦倒而终，死前明显遭到了疯人院工作人员的野蛮殴打。将近半个世纪后，塞麦尔维斯的观点才得到了正面回应和普遍应用。

塞麦尔维斯悲剧的一生引起了不少传记作者的兴趣，包括医师兼作家舍温·B.努兰德（Sherwin B. Nuland）。[23]努兰德的结论是，塞麦尔维斯不光是因不被理解和偏见而牺牲的殉道者，他自身也是个缺乏安全感的人，他在维也纳时有种疏离感（一直将自己看作外国人），所以对批评反应过度。努兰德声称，要是塞麦尔维斯的反应更加克制，在捍卫自己观点时更加坚定，他就有可能赢来应得的赞誉。

产褥热几乎销声匿迹后，生育变得安全多了。然而，不可否认的是产科学进展也带来了不良效果，最主要的是滥用手术治疗。最近的文献称，同阴道分娩相比，接受剖宫产的产妇死亡率更低。[24] 因此，许多女性现在要求进行剖宫产，相当比例的医师也痛快地默许了，而不去考虑医学指征。一次调研显示，69% 的英国产科医师和 50% 的以色列产科医师会答应这样的请求。[25] 选择性剖宫产的比例很高：在美国，1980 年时是 40%，2005 年时有人估计是 30.2%，然而这还是比 1996 年增加了 46%。在里约热内卢，这一比例接近 90%。在英国，1950 年时仅仅是 3%，2000 年时则上升到了 20%，[26] 而且还在上涨。1989 年时，在加拿大某些地区，四例生产中就有一例是剖宫产。[27]

最后的思考和结论

不可否认，对今天的女性来说，同祖母辈相比，分娩这种具有内在风险的生物现象安全了很多。在工业化国家，这种安全被认为理所当然。试举一例，在 1935 年时的英国，产妇死亡率是 0.4%，而现在只有 0.0114%。产褥热几乎消失了。灾难性的分娩——母亲和孩子或者死亡，或者承受可怕的伤痛、终生病残——很大程度上已成陈迹。滞产和难产破坏性巨大，在过去被认为很可能导致死亡，而如今通过产前监测和有计划的剖宫产，很大程度上可以避免。前面提到过，在某些专家看来，这种手术的风险比起阴道分娩只低不高。

可是并非一切尽如人意。虽然产科学声称，其目标是满足女性在怀孕分娩相关事务上的所有需求，然而近年来许多女性已经主动发声，表示这一目标未能得到满足。在工业化世界，她们将分娩的"医学化"看作对这一典型女性经验的错误干预。

有些女性宣称，在冰冷而不带人情味、无法满足人类情感需求的医院环境里出生，根本算不上真正的出生。这更像是被暴力拽到世间，或像莎士比亚戏剧《麦克白》中的麦克德夫（Macduff）一样降临人世，"是没有足月就从他母亲的腹中剖出来的"（第四幕第一场）。

由于医学使分娩变得丧失了人情味和人性，出现了将它自这种状态里"拯救"出来的努力，最早为此冲锋陷阵的是男性。在意大利教育家玛丽亚·蒙台梭利

（Maria Montessori，1870—1952年）的启发下，弗雷德里克·勒博耶（Fédéric Leboyer）和米歇尔·奥当（Michel Odent）等医师认为，婴儿的第一印象对后来的发育至关重要，因此他们对产房进行了恰当的改造——昏暗的灯光，轻柔的音乐，宜人的香氛，给母亲提供热水浴，还有在生产时可以完全自由地采用偏好的姿势。当然这一切都要收费，许多母亲承担不起。

格兰特利·迪克－里德（Grantly Dick-Read，1890—1959年）认为，分娩的痛苦很大程度上缘于惊恐和紧张（这是医生的固定操作流程、医院工作人员的手法造成的）。迪克－里德设计了一种"自然分娩控制"的方法，他描写这种方法的书大为畅销，被译成多种语言。法国妇科医师费尔南德·拉马兹（Fernand Lamaze，1891—1957年）有着同样的信念，由于发明了通过心理预备、呼吸控制来减轻分娩时疼痛和紧张的方法，拉马兹声名远扬。

这些以改良者自居的人成了女性主义批评的靶子。拉马兹的方法虽说源自善意和无可指摘的教育动机，但这种家长式的声明中却似乎隐含着不容置疑的父权制。要是一位女性体验到了剧烈痛苦，就会受到责难，因为她没本事学习该怎样放松。责任完全压在了她肩上，而且要是结果不如预期，潜台词就是，她无法摆脱自己的无知和偏见。因此出现了"回家生产"运动。

就照顾贫困国家的女性而言，产科学的的确确没能担负起自己的责任。这一点众所周知，新闻媒体也多有报道：在撒哈拉以南的非洲，女性死于分娩的可能性是 1/16。怀孕和分娩导致的死亡人数超过了艾滋病。产妇死亡率在塞拉利昂是 2%，在阿富汗是 1.9%，在马拉维是 1.8%，在安哥拉是 1.7%，而在工业化国家仅仅是 0.012%。撒哈拉以南的非洲婴儿死亡率也异常之高：10%。而与之相比，东南亚是 3.4%，拉丁美洲是 3%，工业化国家大约是 0.6%。20 世纪末，全世界每年因生育而死的女性数量是 515 000，其中将近一半在撒哈拉以南的非洲，10% 在东南亚，6% 在北非和中东，4% 在拉丁美洲，仅仅 1% 在工业化国家。[28]

当然，这些统计数据所反映的并不完全是医疗行业的过失。此类问题很大程度上是政治、经济和文化的。然而，医师在一定程度上也要承担责任。亚历山大·闵可夫斯基（Alexandre Minkowski, 1915—2004 年）是一位母婴疾病领域的医学专家，曾在世界上许多极端贫困的区域工作。他的结论是，对接生妇的教育将大大改变他所目睹的凄惨局面。他指出，接生妇贴近大众，非常清楚自己工作区域的传统和风俗习惯。要想实现卫生条件的改善，就必须尊重当地的情况。而且经验表明，来自平民阶层的接生妇在这一点上出类拔萃。在乡村地区，同医师相比，接生妇能更好地和患者交流并具备同理心，哪怕她们来自另一个地方。要是没有当地接生妇的合作，最好的改善卫生条件的政府计划也会以失败告终。尽管有这些观察作为基础，闵可夫斯基的建议还是遭到了医学界的顽固抵制。至少在某些阿拉伯国家，医师协会坚决拒绝将照料孕妇的工作交到接生妇手中。[29]

第五章　瘟疫与人类

周期性流行病反复、深刻地影响着人类文明。为简洁起见，以下内容只涉及几种在历史上具有重要意义的传染性流行病。

鼠疫

在古代，雅典瘟疫（约前430—约前425年）得到了充分记载。根据目睹了这场瘟疫的历史学家修昔底德的说法，30万名雅典人——总人口的三分之一——因此丧生。病人的症状是高烧、呃逆、吐出胆汁、肠道溃烂、腹泻，然后很快死亡。从这一描述出发，好几种解释都有可能成立。将其回溯诊断为腺鼠疫可能不够严谨，原因是腺鼠疫的症状同修昔底德描述的不完全相符。腺鼠疫的特点是高烧、寒战、心神不安、头痛、虚脱，还有疼痛的淋巴结脓肿，特别是位于腹股沟和腋下的淋巴结［这类病变通常被叫作"bubo"，腺鼠疫（bubonic plague）因此得名］。那场雅典流行病也被归因为流感、麻疹、斑疹伤寒，近年来还有人认为是埃博拉病毒导致的。对医学史而言不幸的是，古希腊人对死者实行火葬，因此没有留下可以用现代分子生物学技术进行研究的考古材料。

黑死病的情形就不一样了。这种疾病以1348—1351年的大流行为开端，在中世纪欧洲肆虐，留下了巨大的创伤。这种传染病一波波袭来，周期是21年到25年。至少就第二波来说，对死者遗骸的DNA分析已经无可置疑地证明，他们丧生的原因是腺鼠疫。[1] 这种疾病造成了难以想象的毁灭。仅仅在英格兰，据估计就有45%的人丧生，而在整个欧洲，死亡人数约占总人口的三分之一。小城镇完全被废弃。在大城市，所剩无几的幸存者见证了社区的悲惨遭遇。面包师和农业劳动者死去了，田地荒芜，因此面包和其他食品都难以获得。城镇里，人们倒卧街头当场死去（这一点也不夸张），没有人来埋葬他们，任尸体腐烂。幸存者不得不挖掘巨大的深坑，将尸体匆匆忙忙随便丢进去，不举行任何仪式

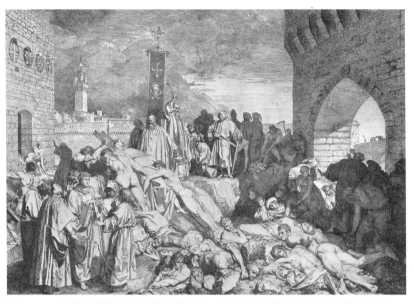

图 5.1 1348 年佛罗伦萨的鼠疫，萨巴泰利（L. Sabatelli）根据薄伽丘的《十日谈》绘制（来源：Wellcome library）

（神职人员要么也丧生了，要么逃往别处以躲避危险）。尸体高高堆叠，达到五层甚至更多。随着疾病的蔓延，能逃走的人都逃走了，希望能够跑得比疾病快。这带来了可怕的社会影响：由于幸存者常常觉得有必要抛下病人以保全自己的性命，家庭被摧毁了。传统的社会层级瓦解了：黑死病对富人和穷人、强者和弱者一视同仁。由于缺乏照料，农场上的家畜也死去了。孤儿独自四处游荡。毁坏、荒芜、死亡的景象无处不在。最糟糕的是，新疫情暴发一次，这些可怕的悲剧就重演一次，绵延数个世纪。

直到 19 世纪，瑞士裔法国医师亚历山大·耶尔森（Alexandre Yersin，1863—1943 年）才发现了这种疾病的原因，他当时在香港研究鼠疫。他发现，一种细菌在鼠疫患者脓肿的淋巴结里大量存在，将这种细菌注射到老鼠身上后，老鼠也患上了同样的疾病。耶尔森有扎实的微生物学基础，曾经是巴斯德（Pasteur）指导下的优秀细菌学家团队中的一员。耶尔森签约成为船医，前往远东，因为他富有冒险精神和漫游热情，还有人说，这也是为了逃脱他那位杰出、自负的导师造成的令人窒息的压力。在当时仍是法属印度支那一部分的越南，他先是因亚洲文化而好奇，后来又彻底为之倾倒，在那里度过了余生。耶尔森显然是一位理想主义者，也很有主见，他将余生投入了改善当地民众健康状况的工作。尽管身为压迫越南民众的帝国主义国家的公民，但由于利他、克己的品质和对当地民众的真挚同情，他赢得了殖民地人民的高度尊敬。越南的一家医院以他的名字命名，他的坟墓直到今天依然受人敬拜。他是不多几位受当地人追忆、尊崇的欧洲医师之一。

日本研究者北里柴三郎（Shibasaburo Kitasato，1852—1931 年）大致在同一时期发现了导致鼠疫的细菌，他曾在德国受训。然而，他的某些陈述含糊不清或自相矛盾，所以这种细菌（*Yersinia pestis*）所在的属最后被称作耶尔森氏菌属，以纪念耶尔森。它的 DNA 同大肠杆菌（*Escherichia coli*）类似，耶尔森氏菌属因此被归入肠杆菌科。

一旦清楚了病因，传播方式就可以确定了。人们发现，首先是老鼠遭到感染，然后老鼠将疾病传递给寄生在身上的跳蚤。印鼠客蚤（*Xenopsylla cheopis*）——东方鼠类携带的跳蚤——吸食了含有这种细菌的老鼠血液，然后将疾病传播给人类。其他啮齿动物，甚至猫狗也可能被感染，然而到目前为止，鼠蚤是最主要的病媒。许多人意识到，在鼠疫暴发前不久，老鼠开始死去。在中国的云南省，小村庄的居民一注意到四处横卧的死鼠数量多得异乎寻常，就会弃家出逃。如今，这一点相当明确：消灭鼠疫的成败，取决于能否革除有利于临近人类居住地的鼠类繁衍、实现跳蚤由鼠向人传播的环境条件。这些环境条件包括垃圾的无遮蔽堆积，还有居所拥挤（不管是在鼠类滋生的地点，还是在附近）。鼠疫的暴发，就是对疾病流行的地点卫生标准存在缺陷的控诉。

知道了鼠疫的病因和传播方式，对它的防控看上去就比较简单了。然而在获得这些知识之前，许多人相信，鼠疫是有毒的臭气或散发的"瘴气"导致的。根据这种观念，有毒的臭气输送着看不见的有害微粒或"原子"。它们可能来自沼泽附近不流通的空气、地下的洞穴、腐烂的尸体、垃圾以及许多其他源头。可以感知的空气有毒的表现就是恶臭。这被称作"瘴气理论"，它同实际观察结果相契合的程度令人惊讶。

鼠疫高发于夏季。这符合逻辑，因为臭气在那时出现得更加频繁。在现代下水道发明之前，污物和垃圾都会进到明沟里，人们也习惯于把垃圾自窗口丢到街上，或是将其倒入后面的小巷。在汽车发明之前，马匹是主要的交通工具，每条街上都能看到大团大团的马粪。铺砌路面出现之前，公用的小道在雨季经常烂泥及踝，遍地水坑。现代垃圾收集处理系统出现之前，大量垃圾就在露天腐坏。如今我们知道，这些环境条件有利于老鼠繁衍，从而增大了疾病向人类传播的可能性。然而这些观察结果同样与"瘴气理论"相契合。

出于类似原因，有人主张，面料厚重或表面粗糙的衣服易于吸附有毒气体，从而有利于疾病传播。香水味在保管妥当的衣服里可以留存很长时间，对吧？前去看望病人的医生会穿上打过蜡的光滑袍子，来防止有害的臭气接触到他们的衣服，他们还会戴上有鸟喙状凸起的面具，里面塞满了芬芳植物或洒有香水的毛巾，大概是为了冲抵他们可能遇到的臭气的危害。如今我们知道，跳蚤更容易在厚重、表面粗糙的织物上而非光滑、坚硬的表面上安家。与之类似，当时的人们知道，从事特定生意者——例如羊毛商人——患病的可能性要比大理石或玻璃工匠高。原因现在对我们来说很清楚：跳蚤更喜欢在羊毛而非玻璃上落脚。然而用"瘴气理论"也可以完美地解释这一点。事实上，观察结果同瘴气理论的一致程度高到了不合常理的地步，[2] 就像是特地为欺瞒人类而设计出来的一样。

凭借恰当的预防措施和后来发明的抗生素，人们可以轻松地控制鼠疫。以前，它能够造成《圣经·启示录》中描述的那种巨大灾难，而现在，世界范围内的鼠疫每年只有 1 000 到 2 000 例。然而，美国疾病预防控制中心（CDC）警告说，鼠疫已经被"消灭"的说法尚欠考虑。这种疾病还在动物中存在。人们察觉，疫情偶尔会在动物中暴发，不能排除这种灾祸卷土重来的可能性。

麻风病

　　埃及学家们有理由相信，麻风病的存在可以上溯到公元前2400年。《埃伯斯纸草文稿》[a]（Ebers Papyrus）中提到了可能是麻风结节的病变。可是，回溯诊断这种做法有很多不确定性，特别是在年代久远的情况下，当时的人们对分类界定毫不关心，更倾向于用对我们来说全然陌生的方式看待事物。多种原因导致的皮疹和溃疡可能被冠上同一个名字。然而，有些病变相当典型，因此这一说法还是有可信度的：一部可以追溯到公元前600年的古印度医学文献《妙闻集》里出现了对麻风病的描述。而由于某些疾病会在骨骼上留下不会弄错的明显痕迹，考古学证据给对古代疾病的诊断提供了帮助。麻风病会在颅骨上造成损伤，典型症状还包括嘴唇肿胀和皮下结节。皮下结节会表现为病人脸上的凸起，看起来

a　该文本约写于公元前1500年，是最长、最完整、最有名的医学文稿，以乔治·埃伯斯（Georg Ebers）的名字命名，他于1873年得到这些文稿，并于两年后发表了一份副本和部分译文。该文稿是一本百科全书，有开处方、巫术、疾病和手术方面的医学文献摘要，这些均源自至少40种更古老的文稿。见《医学史》（第二版），［美］洛伊斯·N.玛格纳著，刘学礼主译，上海人民出版社，2009年6月，第37页。——译者注

像狮子的头部（所谓 facies leontina）。这些病理学变化异常典型，因此传统上认为，靠它们来确诊麻风病就足够了。用专门术语来说，它们是"特异性病征"。

麻风病人的外貌有种种让人不适的特征：皮肤上灰白或色素减退的斑块；表皮各处的肿胀；面部骨骼遭到的侵蚀（特别是鼻梁的侵蚀让鼻子塌了下去，看起来像是被压坏了）；受到感染的溃疡、创口和肢体残缺，这些是忽视造成的后果（由于麻风病的症状之一是对疼痛不敏感，病人会无视这些损伤）。他们因此遭到排斥。一份巴比伦预言文本称，这样的丑八怪"被他的神灵拒绝了，也要被人类拒绝"。在中国，至少自孔子时代开始，也出现了放逐病人的类似做法。《论语·雍也第六》（英文世界里，孔子的这部作品通常被翻译为 Analects，音译则为 Luan yü）的一段著名文字写到这位大师喜爱的弟子伯牛患上了一种损毁外貌的疾病，一些注释者认为是麻风病。伯牛希望避开邻居，将自己隔离在家中，孔子去看望他，温情地通过窗子握着他的手。紧接着，孔圣人悲伤地呼喊："斯人也而有斯疾也！"[3]

欧洲中世纪时，社会上对麻风病人的歧视最为严重。他们不能结婚，不能碰婴儿或年轻人，不能在公有的溪流里洗漱或沐浴，只能同其他麻风病人为伍，生活在特殊的聚居区——麻风病院，又称 lazaretto[以圣拉撒

157

路（Saint Lazarus）命名，他本人可能就患有麻风病，在"穿着紫色袍和细麻布衣服，天天奢华宴乐"的财主门前乞讨（《圣经·路加福音》16:19-31[a]）。注意不要和被耶稣基督复活的另一个拉撒路混淆］。麻风病人被迫穿上能让他们一眼就被认出来的衣服，在走路时摇铃，警告其他人避让。在某种意义上，这些不幸的病人"已经死去了"，所以实际上会替他们举行葬礼。这种仪式标志着，在社会层面上他们已经不再是活人社区的成员。

这种疾病自 11 世纪开始扩散，13 世纪时达到顶峰。欧洲一度只有几百家麻风病院，13 世纪时却开设了大约 1.9 万家。然后在 14 世纪，由于尚不清楚的原因，感染者数量开始下降。发病率的下降远远早于有效疗法的出现，有效疗法在 20 世纪时才得到了普遍应用。

挪威医师阿莫尔·汉森（Armauer Hansen，1841—1912 年）于 1871 年发现了导致这种疾病的细菌——麻风杆菌。那时他在家乡卑尔根（Bergen）工作，当地人口中麻风病的感染率是 2.5%。第一种有效疗法是使用大风子油，它来自大风子（*Hydnocarpus*）属的一种树。多年来，它是亚洲人应对麻风病的传统医药的一部分，于 1854 年被英国医师弗雷德里克·约翰·莫阿特（Frederic John Mouat）介绍到西方世界。在印度有这样一个传说：

---

a 本书中的《圣经》译文均采用和合本。——译者注

君王罗摩（Rama）患上了麻风病，因此退入林间静思，以果蔬为食；他尝到了大风子，喜欢这个味道，因此病愈。缅甸也流行着相近的传说。可是，这种疗法有严重缺陷：它在不同病人身上的效果并不一致，口服大风子油会导致严重且无法控制的恶心反胃，注射也相当痛苦。[4]

20世纪，治疗麻风病的"军械库"里增添了更多有效的药物。1940年投入应用的苯糖砜和氨苯砜是可以充当抑菌剂的砜类——也就是说，它们通过干扰细菌合成叶酸（这对其分裂必不可少）的能力，抑制了细菌的生长。随着利福平的发明，真正有效的杀菌剂出现了。如今的联合药物疗法可以实现对麻风病的彻底治愈。1982年，世界卫生组织（WHO）报告了令人担忧的数字：1 000万到1 200万人受到麻风病影响，主要分布在东南亚、中国、印度和拉丁美洲的某些区域。自那时起，药物的大规模应用带来了引人注目的进步。从2001年开始，上报的新增病例数量以每年20%的速度下降，2004年时世界卫生组织估计，麻风病人的总数是28.6万。在发展程度更高的国家，这种疾病不再出现地方性流行，每年会发现少量病例，几乎都是从防护程度更低的世界其他区域输入的。

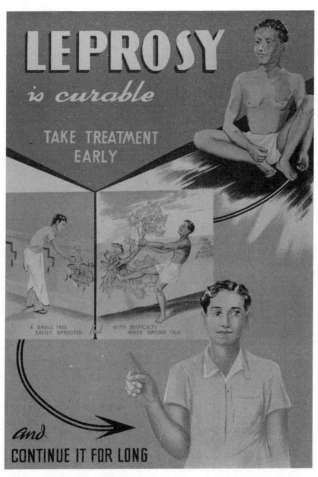

图 5.2　这张在印度发行的宣传画展示了麻风病人治愈前和治愈后的样子。图中文字：麻风病可以治愈，尽早治疗，可保持长期健康 [印度麻风病协会（Hind Kusht Nivaran Sangh）20 世纪 50 年代制作发行]

梅毒

在比麻风病更高的程度上，梅毒展示了一种疾病可以怎样"爆炸"成由社会动荡、战争、侵略、性道德变化、移民和其他人类活动制造的毁灭性流行病。有说法称，"文明和梅毒传播在世界上携手并进"。就历史而言，这种疾病造成的危害要比在编年史上屡次出现的中世纪瘟疫更加严重，因为它找到了两个强大的同盟：偏见和迷信。由于对色欲讳莫如深——许多道德家对所有与性相关的事物都遮遮掩掩，梅毒在过去的五个世纪里一直在流行。

有些学者相信，欧洲的梅毒是自美洲传入的。这一断言的根据是，据说在殖民新大陆之前，缺乏欧洲存在梅毒的古病理学证据。此种观点遭受了一些挑战，目前来看，这一难题远未解决。持不同意见者认为，梅毒长久以来存在于欧洲，然而不为人们所知，带有梅毒损害痕迹的欧洲人骨也的确存在。还有人主张，梅毒的病原体——我们现在知道，是一种长 12 到 20 微米、宽 0.1 到 0.18 微米的螺旋形细菌或密螺旋体属（*Treponema*）的螺旋菌——经历了突变。

事实上，由同属细菌导致的疾病——如雅司病、非性病梅毒、品他病，统称"密螺旋体病"——同梅毒非常接近，而且长期存在于热带美洲。这些细菌的基因组同导致梅毒的微生物非常相似。因此，也可能是一种导致密螺旋体病的细菌传入欧洲，被迫适应不同的环境条件，获得了让它更加致命的特征。例如，它可能在热带气候下生活于病人的皮肤中，通过皮肤直接接触传播，而到了更高纬度地区却发生改变，生活于生殖道黏膜中，仅仅通过性活动传播。此外，不能排除两种细菌融合从而产生新菌株的可能性。

在性传播模式得到理解以前，梅毒的传播被归于许多如今看来荒唐的原因。在当时人看来，梅毒是穿着亚麻布——它开始取代羊毛和皮革——内衣导致的；是下毒导致的，因此可以解释王公们为什么患病；是恶劣天气导致的；是对身体有害的恶臭空气导致的——沃尔西（Wolsey）枢机主教被指控通过在亨利八世耳边低语，将梅毒传染给国王。国王为梅毒所苦，但我们可以肯定，他染上这种疾病的方式全然不同。

假装正经的 19 世纪欧洲人制造了自己的顽固假说。哈雷的一位学识丰富、享有盛名的医师尤利乌斯·罗森鲍姆（Julius Rosenbaum，1807—1874 年）坚持说，梅毒是由道德放纵和纵情酒色直接引起的。他这样断言的时候，巴斯德、科赫（Koch）等不少优秀细菌学家正好在准备革新我们对传染性疾病的认识。罗森鲍姆的假说是，堕落导致性病，如果性器官只用来生育，像神圣的自然法则所规定的那样，这些疾病就完全不会存在。性病出现，是由于人们对性器官的使用超出了自然目的，在他看来，滥用性器官以享乐是性病的真正起因。既然这样陈述了自己的假说，就有必要理解堕落活动的全部层面。出于这一理由，博学的罗森鲍姆医师开始描述所有可能的性活动，[5]装模作样地抗议道，为了医学知识的发展，他不得不检视这些令人憎恶的堕落活动。可是，他从自己的检视中获得了乐趣，而且始终不能很好地掩饰这一点。

人们虽然查明了性活动可以传播梅毒，但还没有明确梅毒（也叫 lues，源自表示"瘟疫"的拉丁语词）和淋病之间的区别。在许多人看来，这两种情况完全是一回事。著名苏格兰外科医师约翰·亨特相信，两种不同的疾病不可能在同一器官或组织内共存。有一段后来变成传奇素材的逸事，据说他给自己接种了一名患有淋病的妓女的阴道脓性分泌物，做法是直接用浸过那种液体的柳叶刀刺破阴茎。他患上了梅毒！当然，他的理论是错误的：的确可能同时患有不止一种性病。（如今，医师们可以轻松治愈早期梅毒病变，大家关心的问题在于，性器官溃疡可能有利于艾滋病病毒侵入，这会导致严峻得多的局面。）这条逸事的真实性存疑，然而有些人觉得，亨特的这一英勇行为或轻率接种解释了他为什么推迟了同安妮·霍姆（Anne Home）的婚事。

历史上有不少大人物都为梅毒螺旋体所苦，可以列出很长的名单。文艺复兴期间，梅毒病人包括：法国国王弗朗索瓦一世（1494—1547年），其母表示，"他在犯下罪行的地方受到了惩罚"；法国国王亨利三世（Henri III，1551—1589年），他因同胡格诺派的斗争而闻名；伟大的意大利艺术家本韦努托·切利尼（Benvenuto Cellini，1500—1571年）；出身恶名昭彰的波吉亚家族的教皇亚历山大六世（Alexander VI，1431—1503年），还有其子切萨雷·波吉亚（Cesare Borgia，约1475/1476—1507年）公爵兼军队统帅，据说他不肯上朝，是为了遮掩毁了他容貌的梅毒病变。教皇尤利乌斯二世（Julius II，1443—1513年）——因对艺术的赞助和同米开朗琪罗的友谊而著名——拒绝让人照天主教仪式中规定的那样给他洗脚，为的是掩饰脚上密密麻麻的梅毒病变。在俄国，有说法称沙皇伊凡雷帝（Ivan the Terrible，1530—1584年）可怕的暴虐行为是梅毒诱发的，他的大脑受到了影响，以至于陷入疯狂。通常认为，英格兰都铎王室中梅毒病人不少。亨利八世就是其中之一，他的好几个子女都胎死腹中（这是推定他患了梅毒的有力证据），他自己抱怨大腿上长出了可疑的溃疡。他的儿子爱德华六世（Edward VI，1537—1553年）是个病恹恹的年轻人，死因可能是同时患有肺结核和梅毒。

自文艺复兴时代起，就有明确证据显示梅毒和其他性传播疾病反复流行。由于菲利普·里科德（Philippe Ricord，1800—1889年）的工作，1873年时梅毒和淋病在临床上得到了区分。后一种疾病是淋球菌——由阿尔伯特·奈塞尔（Albert Neisser，1855—1916年）发现的微生物——引起的。弗里茨·绍丁（Fritz Schaudinn，1871—1906年）和埃里希·霍夫曼（Erich Hoffmann，1868—1959年）在1905年鉴别出了引发梅毒的螺旋体。梅毒螺旋体难以在培养基上生长，此后这一著名难题阻碍了科学工作的进展。研究者们不久前得出结论，这是由于以下事实：梅毒螺旋体几乎没有构建对其生命至关重要的复杂分子——蛋白质、复合脂类，甚至核酸——的酶，因此必须从宿主那里"偷盗"。[6]

直到20世纪初，只有两种药物被用来治疗梅毒：汞和碘化钾。对汞的运用有很多形式：局部外敷，吸入蒸汽，口服合剂。甘汞——也就是氯化亚汞（Hg_2Cl_2）——是许多抗梅毒药物的成分之一。然而汞具有强烈毒性，抗菌效果也相对有限。它造成的出汗、流涎、腹泻等症状是中毒的表现，却被错误地理解成其药效的证明。碘化钾得到了伟大临床医师威廉·奥斯勒（1849—1919年）的颂扬，他写道："使用这种药物以后，溃疡迅

165

速愈合，梅毒瘤（梅毒的典型病变）消失了……它的疗效只有……铁对特定类型的贫血和奎宁对疟疾的疗效……可以相提并论。"[7]

在决定历史上战争的结果方面，梅毒的影响不可否认。长久以来，将领们都明白性病是可怕的敌人，在其侵袭下整支部队都可能覆灭。它会吸干军人的精力，削弱部队的战斗力，腐蚀士气。然而，士兵们背井离乡，又承受着战争的悲惨和绝望带来的压力，很自然就会沉溺于性接触所能提供的强烈肉体欢愉，以寻求逃避。这类性接触并不鲜见，冲突区域许多女性都承受着严重的物资匮乏和极度的痛苦，因此将卖身当成获得经济保障的机会。在两次世界大战中，军队医官都沮丧地批评了这种"丢脸"的景象：大批女性等待着休假的士兵，他们迫不及待地要把军饷以最容易想象的方式花掉。

在第一次世界大战期间，协约国军队指挥官有理由担心，性病（venereal disease，通常缩写成 VD）的肆虐可能成为军事行动中的决定性因素。为了控制性病的流行，他们采取的手段是实用主义和道德教化兼用。加拿大人的情况最为严重，但仍没有给士兵们发安全套，原因是据说拿到安全套会刺激士兵们进行性接触，因为它同样可以避孕。他们拿到的替代品是装有碘化钾和一管 30% 甘汞软膏的"预防包"，在性活动后使用。英军指挥官行事准则的严厉程度与之相比毫不逊色，他们没有采用这种措施，原因是认为携带"预防包"的士兵比没有携带的更容易陷入罪恶行为当中。英国和加拿大的军队指挥官都更倾向于采用这样的措施：开展体育锻炼项目，来撵出士兵们头脑中的色欲；经常举办鼓舞人心的劝导性演讲，来让士兵们洁身自好；暂停给感染性病者发放伤残抚恤金，理由是这种伤残是"他们自找的"；他们甚至还会扣除士兵们退伍接受治疗期间的军饷！[8] 几乎没有证据表明这些措施起到了效果。

德国化学家保罗·埃利希（Paul Ehrlich，1854—1915年）对砷化物进行了研究，人们已经了解到，它具备一定的抗螺旋菌潜力。经历了实打实的数百次尝试，在第606次时，埃利希和他的助手——出色的日本细菌学家秦佐八郎（Sahachiro Hata，1873—1938年）——合成了一种药物，以"洒尔佛散606"（Salvarsan 606）之名为其注册了专利。这种药物具有无可置疑的治疗价值。虽然他们取得了非凡的进步，可是哪怕在改良和调整以后，这种新药依然会毒害肝脏，治疗过程相当痛苦，对神经梅毒——梅毒最可怕、会造成严重后果的并发症——疗效也欠佳。全世界要等到1929年亚历山大·弗莱明（Alexander Fleming，1881—1955年）发现青霉素（又称盘尼西林，它同许多其他科学发现一样是意外收获），才会迎来一种无毒的梅毒特效药。

关于导向青霉素发现的一连串事件，已经有了很多论述。医学史家迈耶·弗里德曼（Meyer Friedman）和杰拉德·弗里德兰（Gerald Friedland）列出的"十大医学发现"中就包括了它。[9] 这一发现始于弗莱明注意到，一个培养皿里的细菌不能在（偶然）污染了培养基的真菌菌落周围生长。弗莱明的实验室恰好紧邻一个培养真菌的实验室。恰好，实验室的门一直开着（尽管通常是关着的），因此造成了带有真菌的气流。弗莱明决定前去度假，将培养皿留在了培养箱外。他的运气又一次好得不可思议，因为细菌在培养箱里会迅速分裂，从而抑制真菌的生长。污染培养基的孢子碰巧是能够产生青霉素的真菌产生的，这像是上天注定，因为不是所有青霉菌属（*Penicillium*）的成员都具备产生青霉素的能力。培养基上的细菌对青霉素也相当敏感，考虑到不少菌株对这种抗生素具备天然抗性，此事同样巧合得不可思议。

总而言之，这是好几件幸运到不可思议的事叠加到一起的结果。恰当的孢子在恰当的时间以恰当的数量降落在恰当的细菌上，才出现了抑制生长的效果。当然，存在能够发觉并解释这种现象的观察者也是件分量同样重要的幸事。可是这还不够。在青霉素开始拯救数百万条生命前，需要将其分离、提纯，需要在不同种类的细菌上试验，进行关于效力和毒性的动物实验，大规模投产。这一切通过许多人的努力才得以实现，包括生于澳大利亚的霍华德·沃尔特·弗洛里（Howard Walter Florey，1898—1968年）和生于德国的恩斯特·鲍里斯·钱恩（Ernst Boris Chain，1906—1979年）。这两人同弗莱明一道获得了1945年诺贝尔生理学或医学奖。

"战争对医学有益"——唉，这条颇具嘲讽意味的格言在很大程度上是真理。要是不为战争服务，英美两国的科学、工业力量就不会联合起来，在如此之短的时间里实现第一种抗生素的大规模生产。第二次世界大战期间，因为德国可能也走在这条路上，所有工作者都承受着巨大的压力。弗洛里、钱恩和其他科学家一度将青霉菌抹到自己衣服内侧，作为预防措施：如果德国入侵，他们就可以这样带着珍贵的真菌逃离纳粹的掌控，在安全的避难所里继续研究。如果是在今天，一种新药可能不会这么快出现。在目前的规章限制下，对新药的测试和分析异常复杂，要花上许多年。

肺炎、骨髓炎、心脏瓣膜的致命感染和链球菌导致的咽喉感染，若干原来无药可医（所有医师能做的都只是希望病人自己的免疫系统能够击败入侵的细菌）的疾病，就这样有了治愈的方法。富有讽刺意味的是，在青霉素的早期试验中，人们认识到了它对抗感染时的效果，可谁也没有尝试用它来治疗梅毒。如果这样做了，人们就会发现，青霉素在对抗螺旋菌时的疗效有多么强大。

梅毒病例的数量已经达到历史新低。然而今天我们的处境真的变好了吗？据美国疾病预防控制中心估计，全美每年性传播疾病新增 1 500 万例。[10] 现在没有单一的疾病流行，可是至少有 25 种疾病主要通过性接触传播。不包括艾滋病，其中最常见的三种是人乳头瘤病毒（性病湿疣的原因），每年新增 550 万例（感染者总数估计为 2 000 万）；衣原体感染（每年新增 300 万例）；疱疹病毒（每年新增 100 万例，感染者总数估计为 4 500万）。这一问题规模之大明确说明，对性传播疾病的充分控制除了依靠"灵丹妙药"的研发，还有赖于更恰当的教育——据美国疾病预防控制中心估计，感染病例中有 1/4 是青少年——和创造有助于形成更安全生活方式和决策的社会环境。

天花

天花（痘疮）这种疾病的特点是高烧，以及若干天后大面积出现皮疹。最初是丘疹（凸起的皮肤病变），然后是疱疹（含有液体的水疱），最后是脓疱。皮肤病变治愈以后，也会留下坑坑洼洼的疤痕，常常会毁掉容貌，甚至可能影响到眼睛，造成视力丧失。虽说存在症状相对温和的轻型天花，天花依然是一种严重的疾病，死亡率达到 20% ～ 40%。自古代起，这种疾病就为人们所知。开罗博物馆里，法老拉美西斯五世（Ramses V，公元前 1156 年去世）的木乃伊上显示的皮肤病变就似乎是天花特有的。一份古老的印度梵文文本描述了这种疾病，印度教中对天花女神（Shitala Mata）的崇拜也绵延数世纪之久。在中国，文献记载表明，至少在公元前 1122 年就已经存在天花了。[a] 有些天花病例中，皮疹之前会出现红斑，同麻疹病例中的类似。波斯伟大医师拉齐斯（约 865—约 925 年）在其重要性不算突出的一本著作中，清晰地对这两种疾病做出了区分。[11]

1518 年，最致命的一种天花被西班牙征服者带到了美洲。首先，玛雅社区几乎覆没，然后，阿兹特克社会遭到摧毁。由于生活环境方面的因素，同中美洲的印第

---

a 学界普遍认为，中国关于天花的最早记载是葛洪（约 284—364 年）《肘后备急方·卷二》中的"比岁有病，时行仍发疮，头面及身，须臾周匝，状如火疮，皆戴白浆，随决随生，不即治，剧者多死。治得差后，疮瘢紫黑，弥岁方灭"。书中又称，此病"以建武（东汉光武帝年号，25—56 年）中于南阳击虏所得，乃呼为虏疮"。此处的"公元前 1122 年"是基于《东医宝鉴》（朝鲜医学家许浚编纂，1610 年成书，1613 年正式刊行）中"天花在周朝（英译时将其定为公元前 1122—前 249 年，与国内通说有异）末年出现于中国"的观点，个别学者误将"周朝末年"引作"初年"，故不足为据。——译者注

安人相比，欧洲人已经在严重得多的病毒面前暴露过。土著居民缺乏免疫力，因此遭受了难以想象的毁灭。天花迅速传入南美洲，印加人大量死亡，出现了剧烈骨痛、血尿、眼睛出血等症状——在欧洲人中，这些都不常见。天花的阿兹特克名字是 hueyzahuatl，意为"严重的麻风病"，因为患者全身都覆盖着脓疱。

针对皮肤病变，墨西哥土著居民采用过各种疗法，他们试图用同样的方法治疗天花。他们将沥青擦在患处，将烟气吹到患处或倒上多种植物调配的药水，给患者使用迷幻剂，甚至试着将 pulque——以龙舌兰属植物酿造的发酵饮料，在墨西哥直到今天还被人们饮用——浇到皮肤病变部位。所有这些都无济于事。他们还需要对抗别的传染病，比如麻疹、流行性腮腺炎、肺结核，对这些"文明的疾病"，他们很少或完全不具备免疫力。有估计数字称，西班牙人到来时整个阿兹特克帝国的人口大概是 3 000 万。半个世纪后，1568 年时人口只剩下 300 万。仅仅在墨西哥峡谷，前哥伦布时期就有 100 万到 200 万人。到 1650 年，一个多世纪的西班牙殖民以后，印第安人只剩下 7 万人。许多人死于奴役、营养不良和虐待，然而主要的死因是传染病，特别是天花。

哪怕这些死亡率数字一定程度上存在夸大，死亡的人口总数还是超过了"二战"期间欧洲种族大屠杀的估计死亡人数。因此，殖民者能征服美洲，主要不是由于征服者的勇武（这一点经常得到狂热称颂），而是由于致命的病毒——它们相当于生物武器。

易感者通过接触天花痘浆或痘痂，能够实现对天花的免疫。这种做法被称为人痘术，历史相当悠久。在中国宋代（960—1279 年），痊愈患者的痘痂被研磨成细末，用银管吹入被接种者鼻内。[a] 在世界上不少地区，母亲们据说都会将天花痘浆或痘痂喂给孩子，来使孩子免于天花侵袭。阿拉伯医师这样实行接种：将天花水疱里的液体揉擦到被接种者手臂上事先划出的伤口里。这些方法的问题在于，有时被接种者感染的天花痘毒太烈，可能因此丧命。人痘术实行以后，天花死亡率减半——毫无疑问取得了进步，可这一数字

---

a　清代医家朱纯嘏（曾于康熙二十年奉诏为皇室子孙、蒙古亲贵种痘）《痘疹定论》（1713 年刊刻）载："宋仁宗时承相王旦（王旦为真宗时丞相，疑原文有误），生子俱苦于痘。后生子素，招集诸医，探问方药。时有四川人请见，陈说峨眉山有神医能种痘，百不失一。……不踰月，神医到京，见王素，摩其顶曰：'此子可种。'即于次日种痘，至七日发热，后十二日，正痘已结痂矣。由是王旦喜极而厚谢焉。"然而这一说法在学界并非定论，如范行准在《中国预防思想史》（1953 年）中主张，人痘术起源于明代隆庆年间，李约瑟在《中国科学技术史·生物学及相关技术》中也认为，"天花接种的公开化发生在 16 世纪前半叶的某段时间内"。宋代采用何法种植人痘，史料无载。清代官方编纂的《医宗金鉴》（1742 年成书）中收录了水苗法、旱苗法、痘浆法、痘衣法四种，本书所述即为旱苗法。然而实践中最为流行的是水苗法。——译者注

依然过高。

关于人痘术的报告传入了西方世界，然而直到 18 世纪，这一流程才得以普及。一位卓越女性对人痘术的推广厥功至伟，她就是玛丽·沃特利·蒙塔古（Mary Wortley Montagu，1689—1762 年）女士，第五代金斯敦（Kingston）伯爵（后来成为第一代公爵）之女，多尔切斯特（Dorchester）侯爵夫人。[12] 她才艺出众，著作颇多，容貌美丽。在当时众多欧洲王室的御用肖像画家戈弗雷·内勒（Godfrey Kneller，1646—1723 年）爵士的一幅油画中，她璀璨的魅力和优雅得到了定格。诗人亚历山大·蒲柏（Alexander Pope，1688—1744 年）写道，这位女士"集所有优雅 / 所有美德于一身"。29 岁时，她因天花而破相，脸上留下了疤痕，睫毛也变得稀稀拉拉。这让她的容貌变得刺目，同她平和的神情毫不相称，诗人们曾对后者大加称颂。由于这种改变，她不再能令原先的钦慕者保持爱意。蒲柏显然曾向她求爱，却被她避开了。而此时，他在《群愚史诗》（The Dunciad）中将她比作萨福（Sapho）。[a] 根据霍勒斯·沃波尔（Horace Walpole，1717—1797 年）的描述，她恣意风流，行为

---

a 萨福是古希腊女诗人，生活在莱斯博斯（Lesbos）岛，留下了大量抒发爱意与激情的诗篇，曾被柏拉图誉为"第十位缪斯"。传言中她行事放纵，感情生活丰富，后世代指女同性恋者的 lesbian 与 sapphism 两词均同她有关。——译者注

不检。

玛丽女士成了英国驻土耳其大使的妻子，在伊斯坦布尔生活期间，她逐渐对人痘术的好处深信不疑。她瞒着丈夫，不顾随行牧师——此人相信，人痘术是非基督教的，只对异教徒有效——的劝告，给孩子们接种了人痘。回到英国以后，她说服其他贵族成员采取这种措施，这引起了人们极大的兴趣。最终，王室子女都接种了人痘，尽管首先是在六名死刑犯身上尝试了人痘术，他们如果能幸存，就可以获得自由。结果六个人只患上了轻型天花，都活了下来。可是，人痘术的危险性不可否认：桑德兰（Sunderland）伯爵两岁的孩子死于并发症，许多身份没这么高的人也是如此。这导致了对人痘术的严重抗拒。

出于对并发症的恐惧，北美十三殖民地中的若干个都出台了严格的限制性法规。历史学家指出，由于美国士兵缺乏人痘接种，天花在夺取魁北克的军事行动期间暴发，导致美军在 1812 年战争中未能切断英军补给线。接种过天花疫苗的英国人身体健康，击退了进攻。因此，天花可能在大英帝国继续领有加拿大的过程中发挥了重要作用。

由于爱德华·詹纳（Edward Jenner，1749—1823 年）的贡献，安全得多的牛痘术取代了人痘术。仅仅 8 岁时，詹纳就接种了人痘。他回忆道，这种据说能够提供保护的做法几乎让他丧命。这是由于当时标准的医学实践是通过反复放血、通便、禁食让被接种者"做好准备"。詹纳恢复了健康，按照习俗，他在13岁时就被送去药剂师那里当学徒。7年学徒期后，他跟随著名外科医师约翰·亨特学习两年。在杰出导师的引领下，詹纳展现出卓越的科学天赋和非同寻常的高产。他是个兴趣广泛的博物学者，在众多领域做出了贡献，比如当地某些鸟类的博物志，以及人类动脉硬化在心绞痛中的作用。然而，给他带来不朽名声的是他在种痘和天花防治上的洞见。[13]

在跟随亨特这位了不起的外科医师见习期间，詹纳首次自乡下人那里听说，患过牛痘——奶牛的乳房和乳头处出现的一种疾病——的挤奶女工对天花具有抵抗力。通过接触奶牛，挤奶女工染上了牛痘。她们双手的皮肤上会出现溃疡，然而并没有出现同这些病变相伴的严重全身性症状，似乎也不会危及生命。后来在英格兰乡村行医时，他有充足的机会确认，牛痘会带给人们对天花的免疫力。此外，他发现感染过牛痘的人对人痘接种完全没有反应或反应极其轻微。让他更感兴趣的是，人与人之间传播的牛痘也可以防治天花。通过这一观察结果，他推导出了以下想法：接种牛痘是一种针对天花的预防性措施。詹纳的"牛痘接种"后来被恰如其分地命名为"种痘"（vaccination，源自拉丁文 vacca，意为"牛"，由此派生出 vaccinia，意为"牛痘"）。詹纳进行决定性试验的准确日期是 1796 年 5 月 14 日。那天他进行了第一例牛痘接种，被接种者是 8 岁男孩詹姆斯·菲普斯（James Phipps）——在詹纳的庄园中干活的一名劳工的儿子，方法是用柳叶刀划破男孩的手臂，而柳叶刀之前蘸过从挤奶女工牛痘里取得的液体。

结果完全符合预期。接种过牛痘的孩子现在对天花免疫。詹纳并不满足于单单这一例观察，又用从种痘处长出的无害脓疱中取得的液体给其他孩子进行了接种（后来在一本专门讨论这个话题的书中，他指出收集液体的理想时间是接种后 5 到 8 天）。他对这一流程确信无疑，因此给自己的孩子罗伯特也接种了天花疫苗。

这样的重大发现似乎应该迅速、顺畅地得到广泛采用，然而对牛痘术而言，情况并非如此。妒忌、无知、错误的信仰刺激了荒唐说法的出现：有人说，接种过牛痘的人身上出现了动物特性或动物疾病。称牛痘接种无效或危险的错误报告也出现了，这妨碍了疫苗的普遍应用。然而，不管是讽刺还是因妒忌而生的障碍，最后都没能阻碍世界范围内的人们认识到，终于有了一种事实上**预防**疾病的方法。如今我们清楚，可以通过接受特定

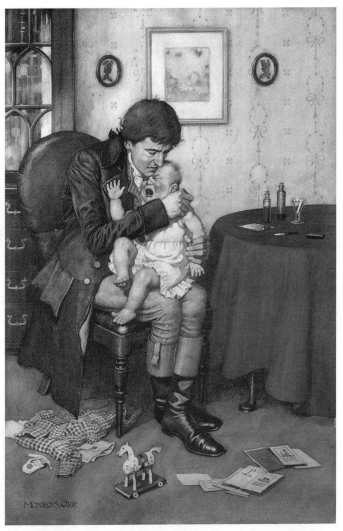

图 5.3　爱德华·詹纳为孩子接种天花疫苗（来源：Wellcome library）

的蛋白质分子（免疫球蛋白）——亦即抗体，它们可以攻击或者说中和入侵的细菌——来获得免疫力。然而，这些抗体只在完好无损地存在于身体内部时有效，通常是3到6个月。它们会在循环中降解。同被动接受保护相反，疫苗的工作原理是促进特化的细胞产生抗体或使具有寻找和摧毁入侵微生物能力的细胞增殖。

巴斯德、科赫和与肺结核的对抗

19世纪下半叶被看作细菌学的黄金时代。之前的医学进步是无规律、曲折往复的，是经验主义观念和科学理论的"东拼西凑"。为路易·巴斯德（Louis Pasteur, 1822—1895年）、罗伯特·科赫（Robert Koch, 1843—1910年）和众多其他研究者所拥护的医学细菌学的出现，将改变这一切。

以巴斯德的生平、工作为主题的著作可谓汗牛充栋。[14]关于这位著名科学家，最惊人的一点是他擅长的学科之多。从25岁到40岁（1847—1862年），他学习了化学、光学和晶体学。在开展关于晶体分子结构及其对偏振光的影响的研究时，他分析了酒石酸和外消旋酒石酸的晶体结构，它们是发酵期间果酒沉淀物中会出现的产物。[15]研究这一课题时，他认识到活的微生物——

酵母细胞或细菌——对发酵来说不可或缺。因此，他接下来专心研究细菌的培养和它们功能的特异性，实际上成了生物化学家。

要理解这项工作的革命性，就必须记住，当时科学界盛行的观点是，发酵和有机物的腐败一样是纯粹的化学反应。科学家们知道，从酸牛奶、变质的啤酒和发酵中的果酒里能够观察到酵母细胞或细菌。可是，这些微生物被解释成相应过程的结果，而非原因。提出活的微生物同观察到的变化有关，听起来像是"活力论"。这像是引入了一种神秘生命力，来解释所有学术权威完全用物理化学术语诠释的事情。因此，巴斯德的工作似乎是保守和反动的——企图让科学倒退五十年。他面临着来自科学机构最受尊重的各部门的激烈反对。

当然，也出现了这样的疑问：引起发酵的细菌来自哪里？"自然发生说"此时重新浮出水面。虽然之前两个世纪里的出色科学家给出了不容置疑的证明，这个错误的理论还是没有被完全抹去。1860 年，巴斯德严格控制条件的精密实验决定性地给这一问题画上了句号。在面对持不同观点的对手时，他毫不胆怯。他的表述清晰易懂，充满了无可置疑的真理的力量，在辩论中火花四射。由知识团体当时的讨论记录可以看出，巴斯德总是能运用出色的口才，给对手造成压倒性的影响——这必然会制造满怀妒羡的敌人。

1862 年到 1877 年间，他主要是生物学家。证明细菌在发酵中的重要作用后，他发明了一种灭菌方式：将液体加热到 55℃。这以"巴氏消毒法"之名广为人知，如今在保存、运输牛奶和其他食品上普遍采用。1865 年，由于一种叫作蚕微粒子病（pébrine，源自普罗旺斯词 pébre，意为"胡椒"，因为病蚕身上会出现类似胡椒的斑点）的病害，法国和其他国家的丝织业蒙受了严重损失。巴斯德于是成了昆虫学家，证明这种病害是微生物造成的，具有传染性。他还鉴别出了另一种叫作蚕软腐病（flacherie）的病害，他虽然没能分离出相应的致病微生物，却教会了丝织业工人怎样辨认病蚕和避免病害扩散，从而拯救了丝织业，使其免于全面崩溃。这一发现给法国政府节省的费用比普法战争失败后要付给普鲁士的赔款还多。

巴斯德证明发酵、腐败是活的微生物导致的以后，有人询问巴斯德，伤口、溃疡的溃烂化脓原因是否与之相近。"古人叫作腐烂的各种疾病"（巴斯德在一场演讲中使用了这样的表达）只可能是"死亡的作品"，也就是说，被解释成死亡组织的化学分解。而这个人居然鲁莽地指出，它们是"生命的作品"！所以巴斯德要再次使用说服他人的能力。他之前就在法兰西科学院演讲过，此时他又站到了法兰西医学院的成员们面前。又一次，他因陈述的力量而大获全胜。

在巴斯德诸多惊人的才能中，举足轻重的一项是处理公共关系的巧妙手法。批评者们将这看作不得体的演技。他致力于生产鸡霍乱和炭疽疫苗（巴斯德坚持将旨在预防细菌性疾病的准备工作命名为 vaccine，来向前辈爱德华·詹纳致敬）。开展这项工作时，他几乎没有提到罗伯特·科赫。才华横溢的科赫煞费苦心地阐明了，炭疽是由一种既能感染动物又能感染人类的杆菌导致的。

巴斯德设计了数种用"减毒"细菌制造疫苗的方式，他所说的"减毒细菌"指因老化、在有缺陷的培养基上生长或经过其他处理而致病性降低的细菌，但这些细菌还保持着激发免疫力的能力。经过努力，他制造出了一种似乎可以有效对抗炭疽的疫苗，尽管其效力还需要经过广泛测试。当时的批评者质疑巴斯德研究成果的有效性，这种怀疑让他感到如芒在背。因此，巴斯德同意组织一场公开演示。在举行这一活动的乡村社区普利堡（Pouilly-le-Fort），1881 年 5 月 5 日，绵羊和其他动物被注射了巴斯德的炭疽疫苗。同样数量的动物没有接受注射，充当对照组。数周后又进行了第二次和第三次疫苗接种，来"强化"其效力。然后巴斯德表现出了他特

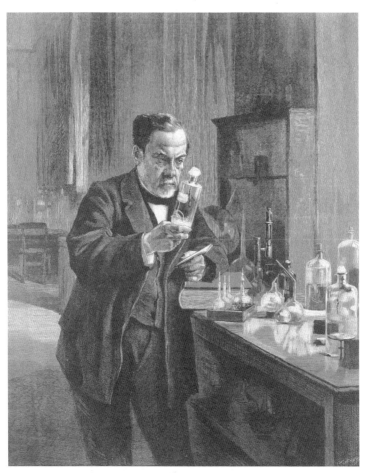

图 5.4　路易·巴斯德在实验室

有的展示技巧，在记者、当地政客、医师、绵羊饲养者、兽医和形形色色好奇的旁观者面前，向所有动物注射了剂量足以致死的炭疽毒性菌株。48小时后，接种过疫苗的动物全体安然无恙，对照组则倒卧在地，丢了性命或濒临死亡。结果再震撼不过了。

巴斯德在关于公共宣传和自我推销的事务上悟性极高，因此收获了巨大回报。从一开始，巴斯德和批评他的那些人之间的争执就得到了大力宣传。来自美国的记者观察了事件全过程，伦敦《泰晤士报》的通讯记者每天以急件方式将稿子寄回报社。赌注非常之高。疫苗尚有不完善之处。巴斯德面临着可能遭到公众铺天盖地嘲笑的风险。许多事情都可能出错。要是他选择了错误的动物或没有准确计算注射剂量，结果就会是不确定的，批评他的那些人会大长志气，他自己则会惨痛地沦为笑柄。然而事实上，巴斯德赢得了一场漂亮的胜利。

巴斯德已经是法国最受敬仰的科学家，此时他成了国际偶像。人们自世界各地涌来，恳求他给出遏制动植物传染病的建议，甚至拿同他专长毫不相关的事情来请教——名人都会面临这种状况。然而，他还将做出更惊人的发现。几年后，他将注意力转向了狂犬病。由于骇人听闻的症状和极高的死亡率，这种疾病自古代起就非常令人恐惧。巴斯德推测，狂犬病是由一种微生物引起的，可是他寻找这种微生物的努力一直没能成功。这一点并不奇怪，因为就算用他当时能获得的最好的光学显微镜，也不可能看见导致狂犬病的病毒，甚至连现在制造的光学显微镜都做不到，它们提供不了足够的放大倍数。在发明电子显微镜之前，不可能看见病毒。然而在皮埃尔－埃米尔·鲁（Pierre-Émile Roux，1853—1933年）和查尔斯－爱德华·张伯伦（Charles-Édouard Chamberland，1851—1908年）的大力协助下，他在兔子身上诱发了狂犬病，意识到这些动物的脊髓在新鲜时毒性相当致命，可要是干燥十四天以上，就似乎失去了传染性。要是首先给狗注射这种"减毒"的物质，然后逐步增加接种的毒性，它们就具有了对狂犬病的抵抗力，或者说免疫力。

还需要查明几个重要事实。例如，尚不清楚注射病毒会不会导致严重的副作用。对人类来说多大剂量合适还需要研究。就连什么情况下需要接种疫苗都不清楚，因为不是每个接触过病毒的人都会发病。1885年7月6日，一个名叫约瑟夫·迈斯特（Joseph Meister）的9岁男孩被带到巴斯德这里，他被疯狗咬了15口。而当时，以上所有重要问题都被不确定性围绕着。替迈斯特治病的医师知道巴斯德的研究，他看到男孩身上的可怕创口，害怕出现最坏的情形，建议将孩子送到巴斯德那里。巴斯德又冒了一次险。他将一系列毒性逐渐增加的疫苗注射到男孩体内，过程非常痛苦，就像对实验动物所做的那样。这种极端手段起效了：男孩一直没有发病。之后不久，第二名病人接受了类似的治疗，同样获得成功。

狂犬病在那之前一直是不治之症，此时却第一次成功得到了防治。一贯擅长展示成果的巴斯德利用这一事件展开宣传，夸大了他研究的益处，让它显得比实际上扎实、明确得多。可是无论路易·巴斯德性格中有着怎样的人性弱点，他虽然不是医师，却在医学史上影响深远。他的杰出贡献在那个时代无人能及，在我们这个时代可能也是。巴斯德去世时已经拥有世界性的声誉。他被埋葬在负有盛名的巴斯德研究所里，那是他于1888年创立的。因巴斯德而免于一死的男孩约瑟夫·迈斯特成了守门人，余生一直在那里工作。

巴斯德很有个性，爱好炫耀，还有点古怪，而罗伯特·科赫则严肃、沉静，有些传记作者说他相当沉闷无趣。可这位不讨人喜欢的德意志医师是天生的研究者，拥有异常清醒的头脑和恒定不改的目标。他在小镇上独自工作，远离伟大的科学与文化中心，能用的只有一台显微镜（妻子送给他的礼物）和几样自制的工具，将时

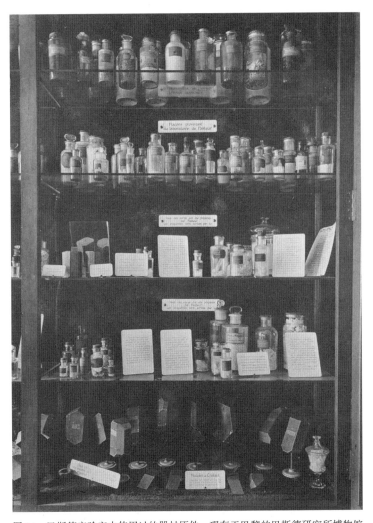

图 5.5　巴斯德实验室内使用过的器材原件，现存于巴黎的巴斯德研究所博物馆
（来源：Museum of the Institut Pasteur / Wellcome Collection）

间花在医学实践和私下进行的研究上，以一己之力奠定了整个医学细菌学的基础。经过多年的耐心努力，他发现了在液体和固体培养基上培养细菌的方法。运用这种方法，他确定了绵羊（和人类）的炭疽是由一种芽孢杆菌造成的，这种细菌可以转变成具有抵抗力的形态，叫作"孢子"，能够在恶劣气候下生存。附着在草叶上的孢子要是被在这里吃草的绵羊吃下去，就会将疾病传播给它们。在当时，"人类疾病是由显微镜下可见的微生物导致的"这种观点看上去不可思议，科赫的发现因此更加值得注意。

为了证明细菌是疾病的原因，科赫不光要在患者体内找出可能致病的微生物，还要自患有类似疾病的所有个体中发现这种微生物。此外，还要将这种微生物进行单独培养。然而，这样还不够。他要求，当这种细菌注射到动物体内时，必须能够诱发相应的疾病。只有满足了这些严格的要求——它们以"科赫法则"之名著称，他才愿意认可微生物和病理状态之间存在因果关系。

在工业化的 19 世纪，肺结核也被称作"肺痨"（phthisis，源自希腊文 phthinein，意为"衰败、凋零"）、"胸部疾病"或"消耗病"。在同肺结核斗争的过程中，科赫赢得了最高的荣光。光是在法国，19 世纪时据估计就有 900 万人死于肺结核。受害者不少是年轻人，就像当时的一系列小说、戏剧和浪漫故事里描绘的那样。许多著名艺术家都死于肺结核，包括弗雷德里克·肖邦（Frédéric Chopin）和勃朗特家族成员。医师当中，死于"消耗病"的就有马里-弗朗索瓦-泽维尔·比沙（1771—1802 年）和勒内-泰奥菲勒-亚森特·拉埃内克（René-Théophile-Hyacinthe Laënnec，1781—1826 年）。年轻诗人约翰·济慈（John Keats，1795—1821 年）接受过一些医学训练，意识到了自己所患的咯血（咳嗽吐血）之症的严重性。他令人心酸地大喊："我知道那种血的颜色。是动脉血。那种颜色不会骗我。那滴血就是我的死刑执行令。我一定会死。"肺结核在穷人当中造成的毁灭性影响异常严重，然而它不放过任何年龄、性别和社会阶层的人。

这种疾病的表现是咳嗽、发热、出汗、逐渐衰弱，最终因肺组织持续遭到破坏而咯血。其临床症状已经巨细靡遗地得到了描述。胸部听诊被提升到了精细工艺的程度，特别是在 1816 年拉埃内克发明听诊器以后。胸部的正常、异常声音都成了严肃医学研究的题目。然而，肺结核的病因难住了所有研究者。值得注意的是，死于这种疾病的拉埃内克相信它是一种可以遗传的疾病。科赫证明，肺结核的病因是一种细菌——结核分枝杆菌（*Mycobacterium tuberculosis*）。他设计了一种分离纯化出这种细菌的方法：将血清加进培养基当中。任何熟悉细菌学操作的人都清楚培养这种微生物有多困难，也会对克服如此障碍所需的独创性心存钦佩。科赫忠实于自己定下的严苛标准，在实验动物身上诱发了这种疾病。他的演示无懈可击，被证明是最伟大的医学发现之一。他改变了同这种致命性极高的疾病相关的医学思想，也为其防治提供了理性基础。

根据关于这种疾病的原因的知识，发明了一种疫苗，它由减毒牛结核杆菌制成，被称作卡介苗（BCG，即 bacillus Calmette-Guérin 的缩写），名字来源于巴斯德研究所的阿尔贝·卡尔梅特（Albert Calmette，1863—1933年）和让－马里·介朗（Jean-Marie Guérin，1872—1961年）。然而，益处或许更大的是，科赫的追随者和学生系统性地运用了他的方法和严格的科学准则。由于采取了这种研究途径，导致多种疾病——如伤寒、肺炎、淋病、鼠疫、波状热、破伤风、梅毒和百日咳，以及链球菌和葡萄球菌感染——的细菌一个接一个被鉴别出来。

沐浴在敬意和官方荣誉当中，科赫四处旅行，负责研究多种传染病。然后，首先在 1890 年柏林国际医学会议上的一场演讲中，他宣布了一个轰动性的消息：他已经自被他称作"结核菌素"的物质中找到了治疗肺结核的药物。后来他又以书面形式表述了此事。[16] 这是个再可悲不过的错误。科赫曾经指责巴斯德，可他自己也犯了同样的错误——急于声称尚在进行的工作产生了明确的结果，喜好公共宣传和自我推销，想要利用权威压制任何同自己相抵触的观点。

顺便提一句，必须说明，当时的医学中充斥着强烈的民族主义，普法战争（1870—1871年）的伤痛对先前为敌的双方而言都记忆犹新。巴斯德毫不遮掩对德意志人的反感，而科赫在许多方面都是典型的普鲁士人，以对法国人的深刻蔑视回应巴斯德的这种情绪。研究炭疽时，巴斯德很少承认科赫对他的巨大帮助；反过来，科赫也不遗余力地贬损质疑竞争对手的发现。

作为治疗手段，"结核菌素"毫无用处。它只不过是结核分枝杆菌培养基的滤液。数以千计的患者接受了这种药剂治疗，对它信以为真，然而他们的希望破灭了，没有一个人康复。有谣言称，科赫将专利权卖给了一家制药公司，获利数百万马克。他用这笔钱支付了离婚和另娶一名小他许多岁的年轻女子所需的费用。

结核菌素最终在医学上实现了应用：它不是治疗手段，而是一种诊断性皮试。这是免疫学早期研究者克莱门斯·冯·皮尔凯（Clemens von Pirquet，1874—1929年）发现的。要是注射了结核菌素，之前感染了结核病的人在数天后会表现出肉眼可见的炎症反应（这是被称作"迟发型超敏反应"的复杂生物现象的一个例证）。19世纪时，这种反应得到了广泛应用，以发现并杀死感染结核病的牛。这非常重要，原因是未经巴氏消毒法处理、含有牛结核菌的牛奶会造成感染，细菌会通过扁桃体进入人体。

在发达国家，肺结核导致的死亡病例数量下降了90%。如今存在特效药，许多医疗从业者将这种改善归功于自己的行当。然而有证据表明，有效的抗结核药出现[17]（链霉素要到20世纪40年代才会被生产出来）之前很久，肺结核发病率就开始稳步下降。出现这种改善的原因很大程度上可能是生活条件变好了：财富更多，营养状况更好，感染肺结核的病人得到隔离，卫生学有了进步。可能是这些因素带来了我们观察到的效果，而非特定的医疗干预。这一点对其他传染性疾病可能也适用，毫无疑问，无菌自来水供应、垃圾收集、封闭式下水道、没那么拥挤的居住环境在抑制传染病蔓延时扮演着重要角色。

流感

每隔几十年，流感就会给人类带来浩劫。最严重的一次暴发是在"一战"期间，从1918年开始，流感肆虐了好几年。当时世界上一半人口染上了流感，根据近年来的估算，死亡人数有5 000万到1亿。[18] 由于这些数字，流感成了已知传染病中最致命的一种，超过了腺鼠疫、梅毒和艾滋病。

虽然在"一战"期间它以"西班牙大流感"之名广为人知，这一用词却并不恰当。西班牙并非参战国，所以同其他参战国相比，那里的报纸可以给这场疫情留出更多版面。因此在公众的头脑中，这场流行病同西班牙的联系要比同其他国家更加紧密。流感传入俄国时，莫斯科的记者开玩笑地写下了这样的标题："西班牙女士驾到！""西班牙大流感"由此得名。事实上，第一例流感要追溯到1918年3月堪萨斯（Kansas）州的芬斯顿（Funston）军营。

流感患者抱怨说，他们高烧、寒战、头疼、虚脱、干咳，而且呼吸越来越困难，导致发绀（由于血氧不足，嘴唇、甲床和别的身体部位变成青紫色）。死亡很快降临，经常是由于继发性细菌性肺炎。1918—1920年的流感疫情异常严重，然而，还没有找到能够解释此事的生物学原因。这一重要问题激起了研究者们的兴趣，他们组建了数支探险队，去一座北极地区的营地取回已知死于那场流感的人身上的组织样品。在研究者们看来，埋葬在永久冻土带里的人类遗骸——他们是"西班牙大流感"的受害者——保存状况应该很好，能够运用现代分子生物学技术进行检测。可是到目前为止，要查出1918—1920年大流感的致命性为什么如此之高，仍然是不可能的。[19]

在这一领域继续开展研究的必要性显而易见。周期性出现的恐慌加剧了此事的紧迫性。1997年，香港暴发了规模有限的疫情，H5N1病毒自鸟类传给人类，导致三分之一感染者死亡。200万只鸡被扑杀。2005年时在亚洲出现了新一轮疫情，同样是由H5N1流感病毒引起的。由于人类还没有发展出对这种病毒的免疫力，大家非常担心可能会出现新的疫情。在候鸟将病毒携带到另三个大洲后，并没有出现大批人死亡的情况，然而专家发出警告，历史经验和生物学事实都表明，或早或晚，新的流感疫情将会暴发。问题仅仅是它会何时、在哪里出现。我们要做好准备，这一点非常重要，可是到目前为止，我们的准备仍不充分。[20]

其他疾病和最后的思考

自詹纳的发现开始，由于技术进步，多种疫苗被生产出来。其中一些含有在基因或其他方面进行过调整

（"减毒"）的细菌或病毒，它们可以在人体内存活、复制，从而刺激免疫力，却不会导致疾病。这类疫苗包括天花、黄热病、脊髓灰质炎（口服疫苗）、伤寒热、麻疹、流行性腮腺炎和风疹疫苗。其他疫苗是由死亡的微生物制成的，因此不能在宿主体内复制。这类疫苗包括百日咳、霍乱、双球菌脑膜炎、双球菌肺炎、脊髓灰质炎（注射疫苗）、流感、甲型肝炎和乙型肝炎疫苗。也可以用从细菌或病毒中提取并进行恰当改良的有毒物质（"类毒素"）来生产疫苗。经典案例是白喉和破伤风疫苗，因为这些疾病的有害效果主要是细菌产生的毒素造成的，而非细菌本身。

科学技术的进步延长了我们的预期寿命，却没有让我们变得坚不可摧。在世界范围内，传染性疾病照样是人们的主要死因。20世纪六七十年代，细菌学和疫苗生产取得了举世瞩目的进步，自满情绪因而出现。可是当美国医师最早于1981年认识到获得性免疫缺陷综合征（艾滋病，AIDS）的存在时，这种过度乐观就土崩瓦解了。这种疾病的特点是免疫系统严重崩溃，导致患者死于机会性感染，而且往往同时被不止一种病原体感染。其它方面都健康的个体身上的异常状况，例如卡波济氏肉瘤或卡氏肺囊虫肺炎（PCP），引起了人们对这些患者的注意。至少自20世纪50年代晚期（或许更早）起，孤立病例已经出现。病因很快就查明了：人类免疫缺陷病毒（HIV），逆转录病毒科的成员之一。自1911年开始，逆转录病毒就为人们所知，当时美国病理学家佩顿·劳斯（Peyton Rous，1879—1970年）发现，将这些病毒里的一种注射到鸡身上，会引发恶性肿瘤（劳斯氏肉瘤病毒）。然而，由于艾滋病病毒能够迅速进行适应性突变——同流感病毒的高突变率类似，疫苗的生产受到了阻碍。

和之前历史上的流行病一样，艾滋病的扩散引起了非理性的恐惧和行为。由于这种疾病起初在男同性恋者和共用针头的吸毒者当中最为猖獗，道德说教和对受害者的指责出现得比延缓疫情暴发的社会努力早得多。有人宣称，艾滋病是上帝对人们道德沦丧的惩罚（每次瘟疫流行时，这种观念都会出现）。还有人宣称，这种病毒是科学家在苏联或美国的秘密实验室里创造的，是细菌战的武器，不慎泄漏了出去。另一种理论是，艾滋病病毒来自外太空。不幸的是，如今七分之一的非裔美国人相信，艾滋病病毒是在政府实验室里制造出来的，目的是控制黑人人口数量，三分之一的非裔美国人确信，存在治愈手段却故意不让穷人接触到。[21] 这些错误想法的根源是黑人在美国遭受的种族歧视，特别是臭名昭著的"塔斯基吉（Tuskegee）事件"，在这一事件中，医疗人员故意不给贫穷的黑人佃农治疗梅毒，好让科研人员有机会研究在未经治疗的情况下梅毒的演变。[22]

一位英国记者提出的理论更加可信。在数年的艰苦调研之后，他出版了一本很厚重的书，主张艾滋病病毒源自一种黑猩猩病毒，它存在于生产脊髓灰质炎口服疫苗时所用的组织中，可能是在脊髓灰质炎免疫试验早期，这种猿猴病毒不知不觉经由嘴里的溃疡或伤口传给了非洲儿童。[23]这本书引起了很大轰动，因为其核心论点牵涉到脊髓灰质炎疫苗的研发者和将疫苗用在非洲民众身上的那些人。但大部分科学家相信，艾滋病病毒来自非洲密林，前身是一种猿猴病毒。一旦社会和经济状况导致猿猴和人类之间的接触增加，这种猿猴病毒就通过"自然转移"传给了人类（可能是通过血液污染，例如切割受到感染的黑猩猩的肉，或被猿猴咬伤）。上述牵涉到脊髓灰质炎疫苗的理论完全基于间接证据，不能证实，也不能证伪，然而应当将它看作一种警告：在疫苗开发过程中，必须采取一切可能的防范措施。

瘟疫是文明病。历史表明，许多一度被认为是新出现的疾病事实上相当古老，可预测程度高得惊人，而且很大程度上是人类活动的结果。今天的情形也没有改变。科学家们同意，城市化、森林采伐、河湖及大气污染是导致全球变暖的部分人为因素。这些因素同样会促进疾病流行，因为疾病的载体先前的活动范围仅限于地球上的特定区域，现在的分布范围却变得更广了。在这种情况下，它们遇到了先前不具备免疫力的宿主。这对流行病来说是绝佳的安排。已经出现了此类案例的记载。在洪都拉斯（Honduras），对森林的无差别采伐导致平均环境温度上升，黄热病、利什曼原虫病和美洲锥虫病等虫媒疾病的发病率增加了 23.5%，就与此有关。4 年间，疟疾发病率增加了 425%。[24]

疟疾依然是世界范围内的主要杀手之一。全球三分之二人口面临感染疟疾的风险，然而 90% 的疟疾致死病例出现在撒哈拉以南的非洲。疟疾疫苗尚不存在，但是疟原虫的全部基因组已经为人们所知。这给了我们希望，也许很快就会发展出防治疟疾的新策略，因为与通过传统方法研发的疫苗相比，根据基因研发的疫苗更具优势。[25] 在逐渐变暖的世界里，疟疾是肆虐范围可能扩大的疾病之一。

数百年来，传染性病原体和其动物宿主维持着稳定的寄生关系，可要是它们的小生境遭到破坏，就会开始伤害人类。例如，莱姆病虽说早就存在于北美洲，可是随着越来越多的人接触到传播这种疾病的载体（蜱），病例数量上升了 19 倍。与之类似，对亚马孙盆地的殖民让人类接触到了沙粒病毒，此前它们只存在于雨林深处，"新型"出血热 a 因此暴发。有些疾病可能是新近输入的旧有微生物导致的，例如在南美洲暴发的霍乱。

另一方面，先前尚不知晓会导致疾病的某些细菌也被认定为病原菌，例如军团菌（*Legionella*）。1976 年之前，军团菌属的细菌就导致了零星疫情，然而由于难以培养这种微生物，也很难在实验室鼠类身上重现疾病，病因始终未能确定。1976 年 7 月 21 日，美国退伍军人协会在宾夕法尼亚州费城的贝尔维尤·斯特拉福德（Bellevue Stratford）酒店召开年会，221 名参会代表和其他到场者患上了一种神秘的疾病，症状是发热、干咳、肺炎。一个月后，患者中有 34 人死亡。由于事件的严重性，美国疾病预防控制中心的大批研究者齐心协力，运用最先进的生物医学技术寻找病因。研究者发现，导致疾病的是生活在酒店冷却塔水中的细菌，它们通过空调系统实现扩散。这些细菌具有嗜热性（在高温下生长），同生活在世界各地热泉中的细菌类似。根据获得的这些知识，研究者查清了，之前某些原因不明的流行病事实上是军团菌属成员引起的。

近年来，研究揭示，就连一直认为原因同细菌无关

---

a 如拉撒热、阿根廷出血热和玻利维亚出血热，症状为发热、乏力、头痛和有出血倾向等，传播方式是人类同啮齿动物（尤其是野鼠、家鼠）的接触。沙粒病毒（arenaviruse）因其颗粒在电子显微镜超薄切片中呈现沙粒状结构而得名，arena 是拉丁文"沙粒"之意。——译者注

的疾病也是由细菌引起的：胃与十二指肠溃疡通常被认为同焦虑、紧张有关，可现在我们知道，其病因是幽门螺杆菌（*Helicobacter pylori*）。澳大利亚医师巴里·J.马歇尔（Barry J. Marshall，生于 1951 年）和 J. 罗宾·沃伦（J. Robin Warren，生于 1937 年）发现了这种微生物在慢性胃炎和消化道溃疡中起到的作用，他们因此分享了 2005 年诺贝尔生理学或医学奖。

国际旅行、移民、战争和商贸也增加了病原体和易感者相遇的可能性。世界人口的增长和随之而来的高人口密度也有同样的作用。食品的国际贸易让致病菌的迁移成为可能，更不必说啮齿动物和其他疾病载体的运输了，它们充当飞机或海船上的"偷渡客"，前往别的地区。

医疗职业本身也促进了"新型"和旧有病原体的出现。细菌具备了耐药性，这可能是因为和其他微生物交换了遗传物质，也可能仅仅是持久暴露在药物下以后的自然选择。在世界许多地区，由于处方药过度使用、非处方抗菌药容易获得，细菌的耐药性有所上升。另一个原因是病人在医院里高度集中。所谓的院内感染常常是具备耐药性的微生物造成的。人类可能充当细菌的"蓄积地"，病原体从那里出发，传播到其他易感者身上。这种"蓄积地"也会充当小生境，细菌在那里长期存留，足以发展出耐药性。

总而言之，抗微生物药和疫苗的发明与应用，加上更好的保健措施，以及卫生和营养状况的改善，共同带来了 20 世纪取得的一项成就：细菌性疾病显著减少。过度自信因此滋生，而现在，以下认识击碎了这一点：在世界范围内，细菌依然是人类患病和死亡的主要原因。就适应环境压力而言，细菌表现出了不可思议的能力。因此，必须发展出新的策略。要想让我们的生活不为人类历史上时常来袭的瘟疫所苦，研究就不能松懈。正如杰出科学家、诺贝尔奖得主乔舒亚·莱德伯格（Joshua Lederberg）[a]所言，"这是用我们的智慧，对抗我们的基因"。[26]

---

a 他是细菌遗传学的创始人之一，生于 1925 年，1952 年与妻子艾丝特·莱德伯格（Esther Lederberg）发明影印平板法，在此基础上成功证明了细菌对抗生素和病毒的抗性突变具有随机性。1958 年，他与 E. L. 塔特姆（E. L. Tatum）、G. W. 比德尔（G. W. Beadle）一起获得诺贝尔生理学或医学奖。1952 年，他与诺顿·津德（Norton Zinder）发现了重要的基因转移途径——转导，即噬菌体可以携带 DNA 从一个细菌进入另一个。此外，他还证实了一个动物细胞只产生一种抗体，为免疫学中的克隆选择学说提供了有力证据。——译者注

疾病的概念

　　传统上，诊断被定义为根据体征和症状鉴别特定疾病并将它同其余疾病区分开来的技艺。当然，上述定义的先决条件是，人们对"疾病"这个词的意义达成了共识。在日常生活中，我们觉得这是明白无疑的。然而由历史可以看出，疾病的概念既没有清晰的界定，也不是恒定如一的。

　　疾病并不是本身存在的实体，它在很大程度上是社会的建构。例如，设想一个得了色素性皮肤病变的人，病变迅速扩大，凸起，继而溃烂，患者越来越消瘦，皮肤病变发展得也越来越快。我们可能会看到他咳嗽，吐血，长出新的色素性病变，有些同第一处相连，剩下的则离得更远。所有这些都是不可否认的客观事实。然

203

而，声称这个人得的是皮肤癌或恶性黑色素瘤，就是一种跨越式的陈述，必须将观察到的事实置于病理学体系——一个可以参照的概念框架之下。疾病不是给定的事实，而是对事实的阐释，是一种概念化。

由历史可以看出，对疾病的概念化并不总是以相同方式进行的，不同地方的不同群体所用的方式是不同的。杰出的哲学家、科学史家米尔科·格雷米克（Mirko Grmek）[1] 用希波克拉底关于发热的理论说明了这一点。这位古希腊著名医师所在的地方，人口中大部分为疟疾所苦，他在那里生活、行医，常常见到一些病人间歇性发热，三到四天出现一次 [间日热（tertian）或四日热（quartan）]，而另一些病人则持续发热。如今我们知道，这样的周期与不同疟原虫（Plasmodium，造成疟疾的寄生虫）的生命周期有关。这些病人身上发热症状的规律性出现，无疑给了希波克拉底这样的启示：应当将数字概念引入临床医学。因此在讨论多种发热性疾病时，希波克拉底学派着重关注发热循环出现的天数。格雷米克指出，如果这位理论家是斯堪的纳维亚人，关于发热的理论就会大不相同，因为在没有疟疾的地区，医师永远不会接触到体温显示出周期性波动的病人。

此外，症状和体征的意义也可以是多种多样的。在非洲有些区域，婴儿腹泻——至少在初期或不严重时——被当成健康的表现，人们认为这是肠道的一种自净。在前哥伦布时期的美洲，肠道寄生虫被认为有利于消化。（有趣的是，今天有些研究者主张，肠道寄生虫能够增强肠道的免疫反应，因此可能对治疗溃疡性结肠炎和克罗恩病[a]有益；研究表明，服下猪蛔虫卵的病人病情有所好转。[2]）古埃及人把先天畸形的人奉若神明。他们的神祇普塔（Ptah）有时被描绘成软骨发育不全的侏儒（Ptah-Pataikos）。他们的家神贝斯（Bes或Basu，新生儿的守护神）也表现出了畸形的侏儒症状。[3]在前希腊时期[b]（pre-Hellenic）的希腊，火神赫淮斯托斯（Hephaestus）被描绘成双足跛行的孩童，然而到公元前5世纪，他变成了没有任何身体缺陷、留着胡须的庄严男子。这可能反映了古典希腊时期美学理念的演变——不再容忍奥林匹斯山神祇中存在畸形者，也暗示着关于身体残损的整体态度出现了改变。

在一种文化里被看作疾病的现象，在另一种文化里或同一种文化的另一个时间点上可能被看作健康。然而在西方医学中，某些关于疾病的理论发挥着深刻而长久

---

a 克罗恩病又称局限性回肠炎、节段性肠炎，是一种原因不明的肠道炎症性疾病，临床表现为腹痛、腹泻、肠梗阻、发热和营养障碍等，至今仍缺乏有效的根治手段。——译者注

b 此即爱琴文明（约公元前3000—前1100年）时期，包括米诺斯（Minoan）文明和迈锡尼（Mycenaean）文明。——译者注

的影响。其中最主要的是希波克拉底医学，它延续了超过两千年。传统上，希波克拉底（约公元前460—约前377年）被称作"医学之父"，但关于他的生平，我们所知甚少。他在家乡科斯岛——位于地中海西南部——的医学院教书，是柏拉图的同时代人，柏拉图在《对话录》（Dialogues）中曾数次提到他。《希波克拉底文集》[4]由大约60部著作组成，但人们普遍认为，其中许多不是希波克拉底本人所著，而是出自其他多名作者之手，因此书中观点有时互相矛盾。

"体液学说"是希波克拉底医学的一大支柱，该说法在希波克拉底之前很久就出现了，然而他明确地表述了这一理论，也让它得到了广泛传播。"体液学说"可能源自对天体演化原理的推论——宇宙由火、水、气、土四大基本元素组成。由于简明朴素，这一理论对古希腊人的心灵富有吸引力，古希腊人随后将其运用到了医学中。他们努力追求对称性，相信人类——四大元素结合的产物——是由四种体液组成的："血液"（源自心脏）、"黏液"（源自大脑）、"黄胆汁"（源自肝脏）、"黑胆汁"（源自脾脏）。

古希腊人是出色的诗人、逻辑学家、哲学家，然而在科学上造诣有限。维多利亚时代的一名学者称，"（古希腊人）在应当运用科学方法时，运用的是逻各

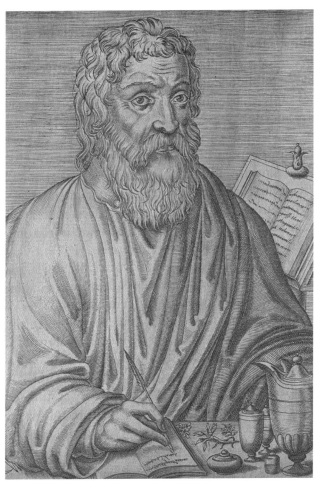

图 6.1　希波克拉底

斯（Logos）"，而且他们"试图闭着眼睛解释自然"。[5]
为严格遵守演绎推理（它不总是根据最严谨的逻辑）而
规避实验的倾向带来了若干绝妙的答案，可是也导致了
若干错误。他们将万事万物纳入"四体液"理论，比如
存在四个基本方位、四种气质、人类的四个年龄阶段、
一年四季。在青年、多血质、春天，血液占据主导地
位。在老年、黏液质、冬天，黏液占据主导地位。在中
年、胆汁质、夏天，黄胆汁占据主导地位。在秋天、抑
郁质、炎热的国家，黑胆汁（也叫作抑郁质）的存在感
高于其他三者。

　　只有在四种体液的比例达到完美的平衡时，人才是
健康的。要是比例发生了变化，疾病（"紊乱"）就会
出现。疾病的特性是由特定体液过多或过少决定的。诊
断包括判别这种不平衡的本质，然后可以进行旨在恢复
平衡的治疗。也可能出现这种情况：体液流出了正常
的"蓄积地"（"溢出"），造成紊乱。大脑是黏液的发
源地，而呼吸系统疾病被解释成黏液溢出大脑并进入了
胸腔。在《论神圣疾病》（*On the Sacred Disease*）一书中，
希波克拉底指出，癫痫是过多黏液在大脑中滞留导致
的。他援引了以下例子作为证据：在患有癫痫的山羊大
脑中发现了大量液体。这是希波克拉底学派文本中唯一
涉及病理解剖学的案例。

虽然盖伦医学和希波克拉底医学之间存在一些重要的哲学差异，但盖伦（129—约199年）在传承体液理论上影响力巨大。盖伦强化了这一观点：四大物质元素具备"特质"，也就是说干、湿、冷、热。这些特质以多种组合的形式存在：土是冷而干的，水是冷而湿的，气是热而湿的，火是热而干的。正如希波克拉底学派所主张的体液不平衡会导致疾病，疾病也可能是各种特质失调引起的。在这些体系被贬为毫无用处前，相关的争论持续了一千多年。

到了17世纪启蒙运动开始时，希波克拉底和盖伦的观点依然大行其道。在人们看来，发热并非症状，它本身就是一种疾病。它可能是"简单的"发热："源自心脏的热性紊乱"，被解释成"自然努力将腐坏的体液烧掉"，需要用"冷却而提神的食物"来治疗这种疾病。还有一种是"消耗热"造成的，这更加严重。"消耗热"要用湿润的食物和长时间的洗浴来治疗，以补充丧失的湿特质。最后是凶险的"瘟疫热"，它是腺鼠疫、斑疹伤寒等严重传染病的可怕同伴。这种发热被归因于黑胆汁过剩，以近乎通用的疗法来处理：放血。

放血成了经常采用的治疗手段。今天在我们看来，应该给虚弱（包括为失血所苦）的人放血这种观念极度荒唐。然而在希波克拉底学派的语境下，这异常合理：

应该将血液中的易腐体液排出体外。易腐物质会被吸引到溃疡、伤口和其他身体病变处，造成停滞和败坏，因此需要放血。它几乎百试百灵——不光可以治病，还可以用在健康人身上，充当预防措施。放血有很多好处："它有助于消化，能促进发声，增强感觉，润肠通便，有利睡眠，可以缓解焦虑……"[6]一条古老的英国谚语称："春天一放血，治病胜御医。"

体液学说并非完全没有遭到挑战。文艺复兴初期，帕拉塞尔苏斯 [Paracelsus，1493—1541 年，他拉丁化了的本名是菲利普斯·奥勒卢斯·特奥弗拉斯图斯·波姆巴斯特·冯·霍恩海姆（Philippus Aureolus Theophrastus Bombast von Hohenheim）] 对其展开了攻击，希望能够用自己的观点取而代之。在医学史上，帕拉塞尔苏斯的形象一直很鲜明，也极具争议。他咄咄逼人，生性好斗，嗓门很高，不管走到哪里都会树敌。在他执教过一段时间的巴塞尔（Basel）大学，他对盖伦学说进行了尖锐批评，是个顽固不化的捣乱者。他讲课用的不是拉丁语（用拉丁语是那个时代学术界的惯例），而是当地的瑞士德语。在批评盖伦和阿维森纳这些教职工们最崇敬的人物时，他毫不避讳地使用亵渎的话和粗话。不止一次，他被迫在夜色掩护下匆匆离开城市，以免遭到敌人伤害。

由于频繁参考炼金术、神秘学，又运用了一套自己发明的独特术语，帕拉塞尔苏斯的几乎所有著作都难以解读。然而，这一大堆神秘主义观点中隐藏着珍贵的洞见。第一，帕拉塞尔苏斯得出结论，疾病具有外在的起因。不同于认为疾病源自身体内部（体液出现扰动）的古老传统，他假设致病物质是外来的，随食品和饮料进入身体。第二，虽然帕拉塞尔苏斯的理念同当时的炼金术密不可分，但他表示疾病可以被理解成一种**化学**过程，而且是高度特殊的一种。此外，他发现疾病是一种局部进程，由此给医师们接受不正常的器官是出现疾病的主要场所这种观念打下了基础。[7]

事实上，直到疾病的解剖学观念得到巩固，体液学说才完全被抛弃。然而在此之前，就对人体生理学某些基本事实的普遍认知而言，已经出现了真正的革命。最显著的进展是威廉·哈维发现体循环。哈维（1578—1657年）将解剖学知识和经过仔细推理的观察结合起来，做出了这一不朽发现。他曾在帕多瓦学习，是阿夸彭登泰的法布里齐乌斯（见第一章）的学生。在一部题为《静脉上的小开口》（*De venarum ostiolis*，1603年）的著作中，阿夸彭登泰的法布里齐乌斯描述了静脉的结构。因此哈维知道了静脉瓣的存在，它们让流向心脏的血液经过，却不允许血液逆流。他同样进行过活体解剖，目睹了大量血液流向心脏。哈维得出结论：身体不可能在短时间内生产或代谢消耗如此之多的血液。保守估计，每次心跳会将 60 毫升血液泵出心脏，心脏每分钟跳动 70 次，二者相乘就是每分钟 4200 毫升。半小时内，这一数字会达到 126 000 毫升，也就是 126 升。然而全身总血量只有大约 5 升。哈维的结论不可避免：血液需要再循环。用哈维的话来说，这么大的血量不可能是我们摄入的东西（也就是说，食品和饮料）供应的，也远远超出了滋养全身所需。不可避免地会得出结论，血液由生物体内的圆周运动驱使进行了循环，而且这种运动是永恒的。因此心脏的功能和运作就明确了：它通过搏动履行职责。最后，心脏的运动和搏动是（这种循环的）唯一原因。[8]

证明他推理的实验可能看上去简单得惊人，然而在那个时代，人们通常认为血液是由肝脏不断产生的，经由静脉而非动脉被输送出去，然后不知怎么迅速在身体器官和组织里"消耗"掉了。人们假想，动脉出于固有的伸缩力按照自己的节律搏动，和心脏一样，未必同血流有关。心脏收缩和舒张的概念还没有得到阐述（当时，心室充盈期被认为同心肌前凸、心脏壁压平挤出血液相一致。如今，我们知道，这恰恰相反：心脏壁在收缩以泵出血液时前凸，在舒张期放松时回归原位）。此外，关于心脏每次搏动所泵出的血量大小，人们莫衷一是。一种"沸腾"理论主张血量非常小，因为血液在流经心脏时被加热了，主要以泡沫形式存在。

1628 年，哈维在具有里程碑意义的著作《动物心血运动解剖论》(*Exercitatio anatomica de motu cordis et sanguinis in animalibus*)中阐述了自己的实验。[9]他观察到，将止血带略紧地扎在手臂上会让静脉隆起，原因是流经静脉的血液遭到了阻拦。静脉瓣所在的位置也会显示出较小的局部隆起。让实验者用右手食指尖按压这些隆起，然后，右手食指继续按压的情况下，用左手食指尖按压同一根血管，向上滑动（朝着实验对象的肩膀），来将血液撵往下一个静脉瓣的方向，稍微再滑远一点。两处压紧的指尖间那段血管里是没有血液的，因此凹陷了下去。这时候，要是只移开上面的指尖，血管依然会是凹陷的，因为血液被静脉瓣拦阻，不能回流。然而要是移开下面的指尖，血液会上涌，重新充盈血管。这一简单的观察明显体现了，四肢中的血流方向是经由静脉从边缘到中央，这是在静脉瓣的辅助下实现的。将止血带扎得更紧，脉搏就会消失。要是一直维持这种状态，肢体就会变得又冷又痛。这表明，动脉——而非静脉——中的血流方向是从中央到边缘。

科学家斯蒂芬·黑尔斯（Stephen Hales, 1677—1761

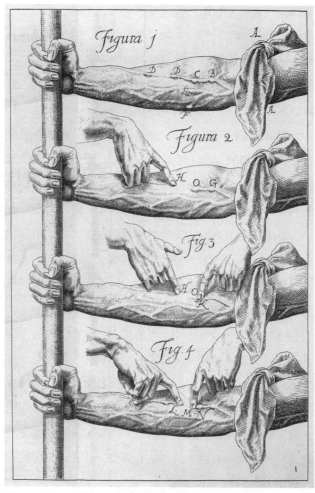

图 6.2　威廉·哈维确认血管瓣膜的实验方法，原图来自其著作《动物心血运动解剖论》（绘制于 1928 年，来源：Wellcome Collection）

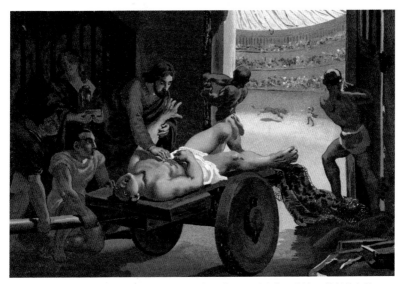

盖伦治疗重伤的角斗士，先用酒完全浸透他们的伤口，再在伤口处涂上敷料并包扎

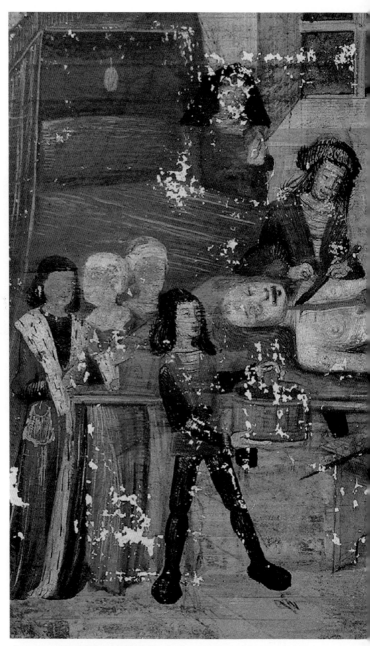

建立于 11 世纪末的法国蒙彼利埃医学院，医生正在给学生上解剖课

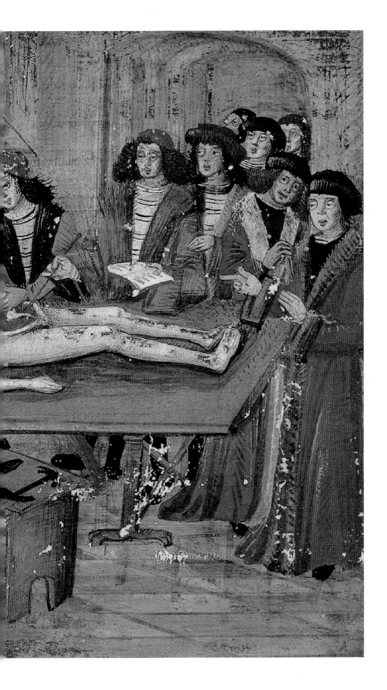

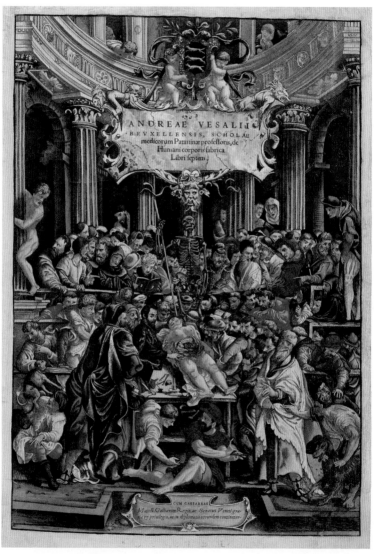

《人体构造论》彩色插图，展示了作者维萨里在布鲁塞尔医学院人体解剖的场景
（绘画：Johannes Oporinus，1543）

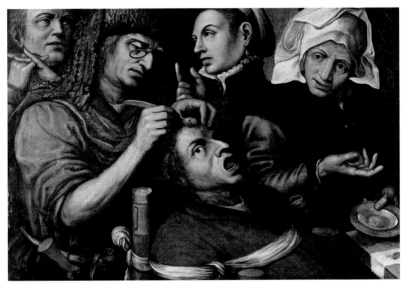
16世纪时外科医师的开颅手术，在术前不会实施麻醉

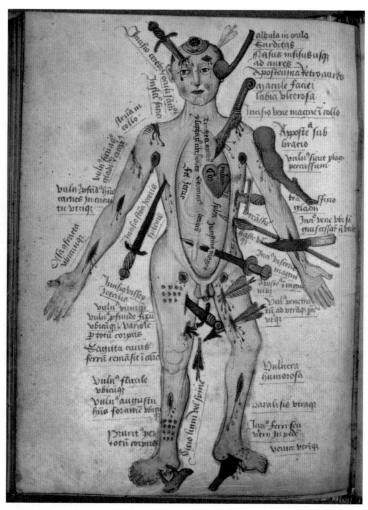

中世纪的伤员，这张插图介绍了士兵在战场上可能遭受的各种外伤

（绘画：Samuel William Fores，1795）

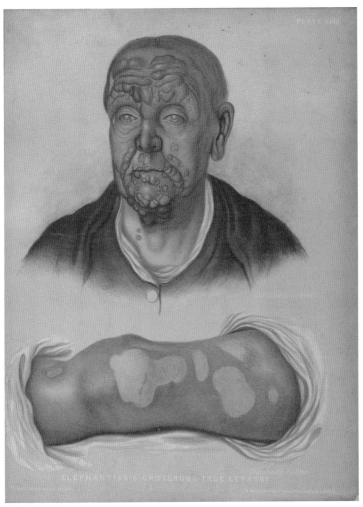

麻风病又被称为汉森氏病，因为挪威医师阿莫尔·汉森于 1871 年发现了导致这种疾病的麻风杆菌而得名。由于这种疾病极易传染，导致表皮的肿胀、面部骨骼的侵蚀等等，麻风病人长期受到社会的强烈歧视。这幅表现麻风病症状的水彩画创作于大约 1888 年（来源：Wellcome Collection）

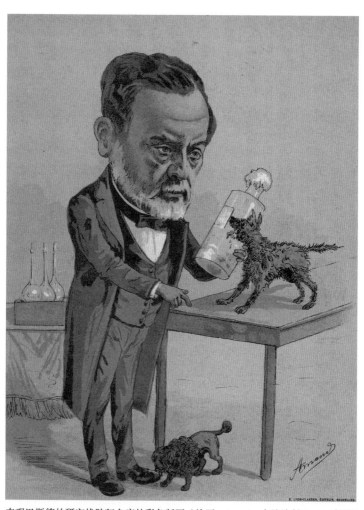

表现巴斯德的研究战胜狂犬病的彩色版画（绘画：Amand，大约绘制于 1880 年代）

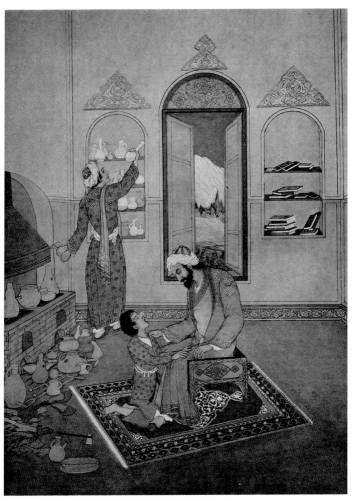

波斯医生拉齐（约 865—约 925 年）在为一个男孩检查喉咙，他的身边是各式各样的外科手术器具（来源：Wellcome Collection）

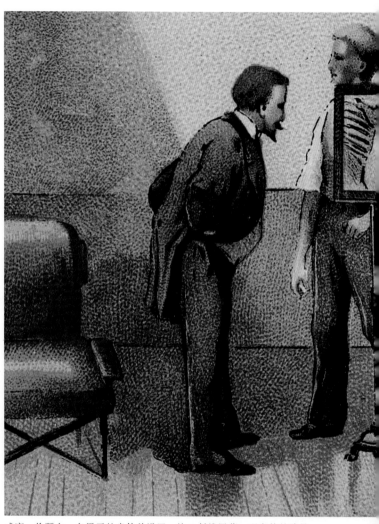

威廉·伦琴在一名男子的身体前设置一块 X 射线屏幕，观察他的肋骨

（来源：Wellcome Collection）

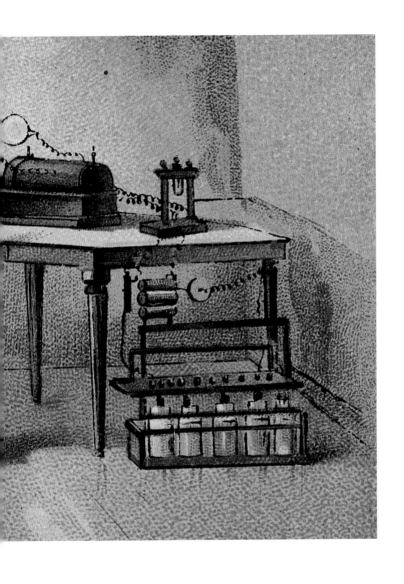

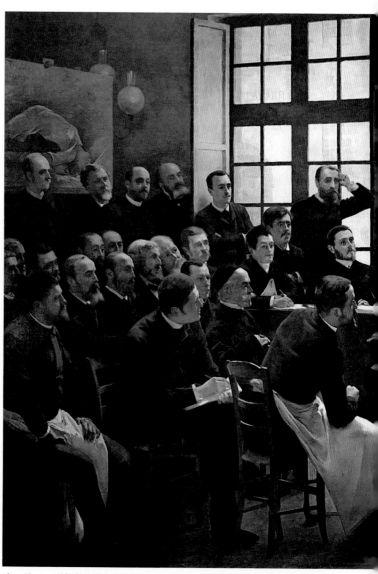

让－马丁·夏尔科在萨尔佩替耶医院的讲座中愉快地展示歇斯底里的妇女

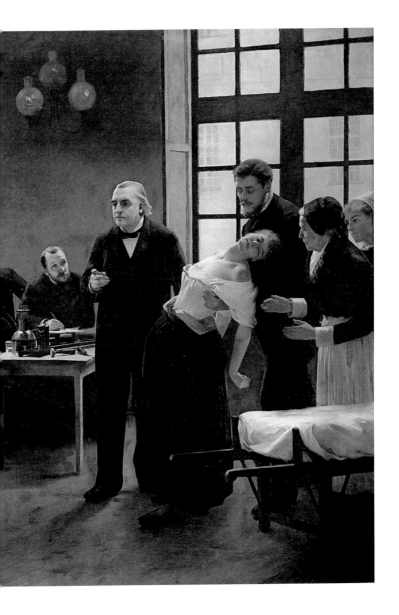

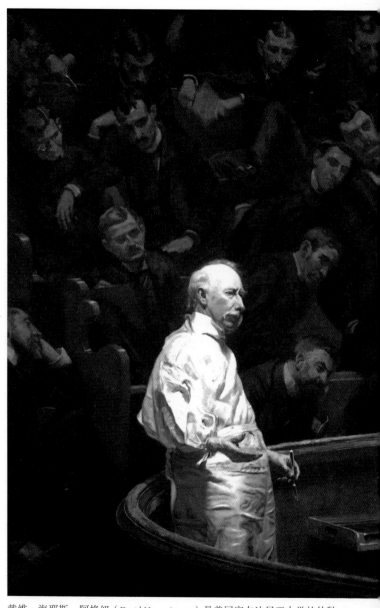

戴维·海耶斯·阿格纽（David Hayes Agnew）是美国宾夕法尼亚大学的外科主任，著名的枪伤专家。这幅油画是 1889 年其学生为祝贺他 70 岁时作为外科医学教授退休（绘画：Thomas Eakins）

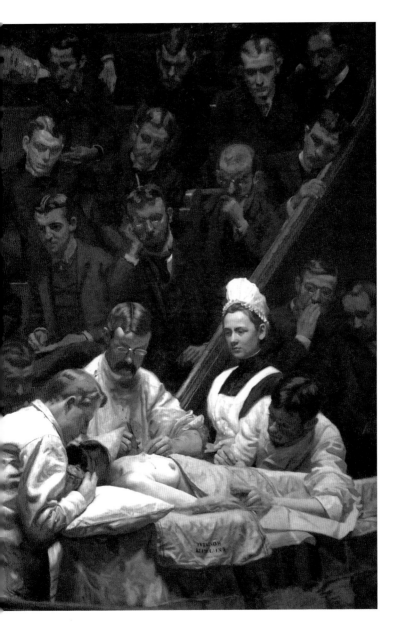

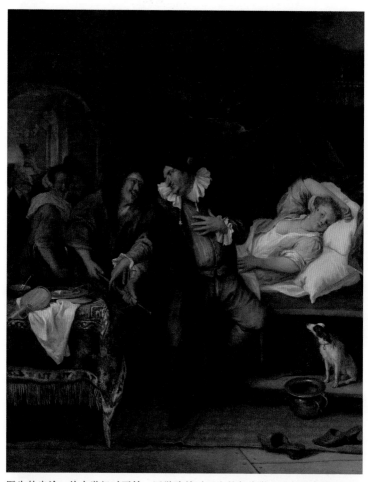

医生的出诊。从中世纪时开始，医学院就对医生的行为举止进行教育培训，并对医生的出诊提出一些建议，如医生造访病人住所时，不应当表现得傲慢、贪婪，而应谦逊地问候面前的病人……让病人在检查前放轻松，再认真仔细地诊脉……

年）被视为植物生理学之父，他在母马身上首次测量了静脉血压和动脉血压，这大大促进了对心循环生理学的研究。

在科学史上，威廉·哈维具有里程碑意义的研究是真正革命性的。他的研究证明，心脏——此前被神秘的迷雾环绕着，人们相信它是生命能量的所在地，也是情感起源之处——事实上是能够通过科学研究来检视的器官。那些竭力去理解身体各种功能的人更加大胆了，因为他们看到，在那之前被认为具有超自然性质的器官现在可以通过理性去理解了。其他生理学领域的进步同样有助于塑造西方医学的现代概念。其中，消化功能的发现格外值得一提。

长久以来，食物怎样在胃里被粉碎并成为液体都是个让人不安的谜团。有人提出假设：胃壁肌层足够强有力，可以使劲打散、翻动食物，通过物理手段瓦解、搅拌它们。还有一种异想天开的观点认为，胃有点像炉子，未加工的食物在那里被软化、烹调，最终成为液体。

就揭穿这些神话而言，雷奥米尔 [1683—1757 年，全名勒内·安托万·费尔绍·德·雷奥米尔（René Antoine Ferchault de Réaumur）] 的系统性工作厥功至伟。他是位学识非常广博的科学家，在物理学（发明了一种温度计，设计了直到 20 世纪初期依然广泛运用的热量表）、生物学（他的名望主要来自他撰写的 12 卷昆虫学著作）、化学（他研究了中国瓷器的成分，证明了钢铁中碳元素的存在，设计了钢铁冶炼中可以运用的技术）等领域都有贡献。为了研究胃功能，他选择了一只猛禽充当实验动物。雷奥米尔知道，猛禽会定期将猎物身上不能消化的部分——骨头、羽毛等等——排出体外。利用这一事实，他将装满肉类的薄薄金属管喂给实验动物。金属管被排出以后，他确认了这一点：肉类得到了消化，部分消失了，然而金属管丝毫没有机械损伤的痕迹。在更进一步的研究中，他将肉类换成了海绵，因此收集到了胃部分泌的一些液体，即胃液。他证明了这种分泌物可以在体外消化食物，虽然效率很差。

修道院院长拉扎罗·斯帕兰扎尼（1729—1799 年）继续了雷奥米尔未竟的事业。为了证明胃液在正常体温下才能最好地发挥效果，他在木管里注入肉类和胃液的混合物，将其粘在腋下，携带了好几天。然后，他希望展示人类的胃部消化机能本质上和动物的是一致的，于是吞下了塞满生肉、上面有许多孔洞的小金属管。由于自行催吐失败，他只好从自己的粪便中把这些小金属管找回来。这些实验中途停止了。这位好修道院院长坦白承认，厌恶情绪战胜了他的决心。仅此一次，他的反感压倒了对科学的好奇。

1822 年，年轻而强壮的法国－加拿大设陷阱捕兽者阿莱克西斯·圣马丁（Alexis Saint-Martin）在加拿大边境附近的麦基诺堡（Fort Mackinac）被火枪击中了左上腹。伤势非常吓人。伤口足有"男人的手掌那么大"，影响到了左肺的一部分，碎片自开放的伤口中凸出；两根肋骨被打坏；胃也被击穿了，内容物流了出来。给他治伤的医师认为，他不可能复原。然而由于超凡的勇气、坚忍和体能，伤者不光活了下来，伤势也痊愈了，但胃腔和外部环境之间留下了一个永久性的管道（瘘管）。

曾在 1812 年战争中效力的军医威廉·博蒙特（William Beaumont，1785—1853 年）负责照料他。因为通过伤口可以看到和轻易接触到胃的内部，博蒙特开展了一系列关于消化功能的实验。他用线拴着多种食物放到患者胃里，在不同时间将它们取出，观察黏膜的状况，测量黏膜的温度，收集胃液，试图建立自己的观察结果同若干内外部条件之间的联系。他同阿莱克西斯·圣马丁的关系维持了很多年，很多时候不算愉快，因为患者并不乐意被当成实验对象。事实上，他时不时火冒三丈，而博蒙特的回应是观察胃黏膜在情感影响下的状况。他将观察结果写入了一本书：《胃液和消化生理的实验与观察》（*Experiments and Observations on the Gastric Juice and the*

Physiology of Digestion，1833 年）。

阿莱克西斯·圣马丁在带有瘘管的情况下又活了 56 年。1880 年 6 月 24 日，他在家乡加拿大去世，享年 86 岁，在他的医生去世后又活了 27 年。作为"胃上开了天窗的活人"，他享有奇人的盛名，然而他本人和家属对此都异常反感。他逝世时是夏天，整整 4 天，其家属任由遗体腐烂，然后将其葬入没有标记的隐蔽坟墓。这是为了防止过度热心的科学家寻觅他的残骸来解剖或进行其他研究。多年后，一个委员会说服圣马丁的后裔之一透露了坟墓的位置，在那里安放了一块纪念他的牌匾。牌匾上记载了他的故事，以及"通过苦难，他为人类服务"的事实。

19 世纪时，对消化功能的研究进一步深化，克洛德·贝尔纳指出，胃期并不是消化的唯一阶段。消化在肠道才得以完全实现，胰液的作用至关重要。而让·阿斯特吕克（Jean Astruc，1684—1766 年）在他之前指出，唾液、胆汁、胰腺分泌物都具有消化功能。

随着对各器官功能的理解加深，构建疾病的解剖学概念（将疾病归于特定的器官）成为可能。然而这带回了一个古老的认识论问题：怎样界定疾病？因为要得出"在特定的某地可以找到某物"这一结论，显然必须先明确"某物"到底是什么。就这一点而言，历史学家们

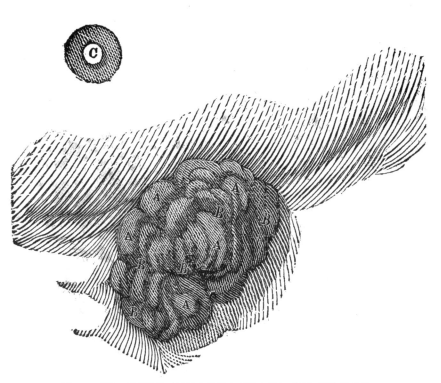

图 6.3　威廉·博蒙特的《胃液和消化生理的实验与观察》所绘的观察
结果，胃的一部分从伤口中露出，内脏表面向外翻出

强调了两种不同的疾病概念。一种指出，疾病是可以明确界定的实体，由特定的原因造成，具备清晰的独特自然史——这是疾病的"本体论"概念。另一种是疾病的"生理论"概念，它假定疾病实际上并不是独立的实体，只不过是"生理过程出现了定量改变"这种情形下的生活状况。在极端形式中，疾病的"生理论"概念否认实际上存在任何特定的疾病，认为它们都只是建构出来的虚构概念，为的是方便交流和交换观点，其本身不是真正的独立实体。因此，由于建立在错误的前提下，表面上的秩序——它是将疾病分类的结果——仅仅是"附带现象"。

事实上，人的疾病经历是独特而自我的。一个人遭受的病痛不可能在其他人身上以同样的形式（同样的精神和肉体细节）精确地复制。事实上，就算是同一个人，不同时候得的病，形式也不可能完全相同。疾病构成了特定个人生命史必不可少的一部分，与其他人的都不相同。这就是"生理论"概念否认所谓疾病实体存在的原因。然而从外部观察患者病痛的那些人，比如近亲或医师，觉得自己有责任试着去理解患者身上发生了什么。因此，他们试着以某种方式给患者的经验"分类"，而他们所做的第一件事就是给这些经历贴上标签，"疾病"的标签，它是许多个人事件的共同特征。然后，医师们发现存在特定的临床表现形式和在若干个人身上出现的特定症状的集合（在 19 世纪的欧洲，随着大型医院的创建，这变得更容易发现，因为大型医院让检查数量庞大的病人成了可能），共同特点的存在也强有力地暗示着"疾病实体"这一理念的正确性。

普遍认为，托马斯·西德纳姆（Thomas Sydenham，1624—1689 年）是临床医学的奠基者。他的贡献有很多，其中之一是首次正确地区分了麻疹和猩红热，还辨别出了如今被称作"西德纳姆舞蹈病"的遗传性神经系统疾病。他写道，自然在产生疾病时是"统一且一贯的"，因为某种疾病的症状在不同人身上大体一致。正如他所言，要是碰巧患上了同样的疾病，苏格拉底和傻瓜身上就会出现同样的临床表现。这和"一种植物的普遍特征会出现在所有同种个体上"是一个道理。可能存在数百种甚至数千种紫罗兰，然而它们都可以被认作紫罗兰。通过这类表述可以认定，西德纳姆是疾病的"本体论"概念的拥护者。[10]

弗朗索瓦·布瓦西耶·德拉克鲁瓦·德·索瓦热（1706—1767 年）延续了西德纳姆的传统。此人来自著名的蒙彼利埃"活力论"学派（见第三章），对西德纳姆"疾病和植物"这个比喻非常重视。他自植物学家林内乌斯 [Linnaeus，即卡尔·冯·林耐（Carl von Linné），

1707—1778年]那里获得了灵感，创造了一套精巧的疾病分类体系。在《病理学方法》(*Pathologica methodica*，1759年)一书中，他将疾病分成十大类。症状和疾病之间的明确区别还没有建立：不同类型的咳嗽（干咳、伴有分泌物、晨咳、夜咳等等）或发热（周期性发热、伴有寒战、伴有发汗等等）都被看成不同的疾病。结果，他的分类体系涵盖的疾病实体竟然多达 2 400 种。

"本体论"一派中，最著名的成员是勒内-泰奥菲勒-亚森特·拉埃内克（1781—1826年）。当时法国在几乎所有领域都处于世界领先地位，在医学领域，拉埃内克和一群杰出科学家领导着后来被称作巴黎学派（École de Paris）的团体。拉埃内克是让-尼古拉斯·科维萨尔·德斯·马雷（Jean-Nicolas Corvisart des Marets，1755—1821年）的学生。科维萨尔是拿破仑的私人医师，也是赢得"心脏病专家"名号的第一人，不管在什么情况下他都如此自称。科维萨尔清晰地将源自心脏和源自肺部的症状、体征进行了区分，此前这种区分一直迷雾重重、含糊不清。拿破仑是个无可救药的怀疑论者，对他却坚信不疑，宣称"我不相信医学，可我相信科维萨尔"。和所有真正优秀的学生一样，拉埃内克注定要超过自己的老师。

巴黎至少有 2 万张医院床位，比当时整个英格兰的都多。来自全世界的学生聚集到法国首都，向巴黎学派的大师们求教。大师们强调不通过书本学习，而通过直接观察病人学习——如果病人死亡，尸检结果也可供学习。体检成了一项专门技艺。同科维萨尔的做法一样，拉埃内克直接将耳朵贴在病人的胸口，来辨别健康与患病状态下心脏瓣膜开合发出的声音，以及类似状态下肺部发出的声音。通过发明听诊器，拉埃内克进一步完善了听诊法。一种说法是，他穿过卢浮宫庭院时看到一个男孩将耳朵贴在横梁一端，倾听玩伴在另一端发出的刮擦声。这让他开始思考利用简单的声传导原理检查病人的可能性。在另一个更有趣的版本里，他要检查一个胸部特别丰满的女孩，为得体守礼起见，不能直接将耳朵贴在她胸口。他取来一张纸，将它卷成筒，一端放在女孩胸口，耳朵贴在另一端。他惊喜地发现，胸腔里的声音完美地得到了传输。

在《论间接听诊》（*Treatise on Mediate Auscultation*，1819 年）[11] 一书中，拉埃内克描述了他的单耳听诊器。它是由木料制作的单声道听诊器，木质的圆柱形部分大约长 9 英寸（约 23 厘米），带有可拆卸的耳件和胸件，可以拧在一起。通过听诊，他构建了完整的诊断体系，对啰音、干性啰音、笛音和其他许多同肺部疾病有关的听诊结果都进行了细致描述。《论间接听诊》一书的主要关注点是肺结核，它当时在世界范围内肆虐（见第五章），拉埃内克本人最终也因此而死。他指出结节（一种小瘤状病变，是结核病的特征）在受到这种疾病影响的所有器官中都会出现。在此基础上他得出结论：结核病是单一的疾病，虽然存在令人迷惑的多种临床表现。鉴于当时还没有发现结核杆菌，他在研究过程中也没有用到显微镜，这一成就非同凡响。在拉埃内克的时代，将骨骼畸形、皮肤溃疡、肠梗阻、泌尿问题等看作独立且互不相关的疾病，在逻辑上似乎无懈可击。如今我们清楚，这些特点都是结核病在不同解剖学位置的表现。然而在前微生物的时代，能认识到这一点是非常惊人的。考虑到它是仅仅通过临床观察和尸体解剖实现的，没有得到现代技术的协助，就更加令人震惊了。

拉埃内克的天才信息综合能力为巴黎学派成员提供了灵感，他们给出了一系列细节精妙、内容准确的临床描述。以这种方式，许多其他疾病得到了认定：白喉和伤寒，由皮埃尔·布雷托诺（Pierre Bretonneau，1778—1862年）鉴别；风湿热，由让－巴蒂斯特·布约（Jean-Baptiste Bouillaud，1796—1881年）鉴别；消化性溃疡，由让·克吕韦耶（Jean Cruveilhier，1791—1874年）鉴别；等等。所有这些医师都系统性地将临床观察结果同尸体解剖结果相对照，从而大大推动了临床病理学的发展。

同别处相比，在巴黎更容易从病人那里获得临床实践经验，也能更容易地对每一个死亡案例进行尸检。出于这样的理由，学生自全球各地涌入巴黎。

许多在巴黎受训的外国医师回到了自己的祖国，在那里推动了解剖病理学史无前例的发展。其中最著名的是维也纳人卡尔·冯·罗基坦斯基（Karl von Rokitansky，1804—1878 年），据说他在职业生涯中进行了多达 6 万次尸体解剖。由于勤奋工作和毫不动摇的献身精神，他对各种疾病给器官、组织所造成的损害做出了大量开创性的描述。这样揭示疾病对身体造成损害的典型方式以后，就可以更好地理解它们。因此罗基坦斯基得出结论，病理解剖学应该是整座医学大厦的"地基"，其他知识都有赖于此。

也存在与这种思考方式不同的意见。在法国，弗朗索瓦－约瑟夫－维克托·布鲁塞（François-Joseph-Victor Broussais，1772—1838 年）反对这种思考方式，产生了一定影响。他曾是拿破仑"大军团"中的一名外科军医，于 1808 年出版了《炎症或慢性炎症史》（*History of Phlegmasias or Chronic Inflammations*）一书，否认任何特异性损害的存在。布鲁塞认为，疾病实体并不存在，[12]那些坚持病理解剖学关联的人是在滥用医学。他认为疾病和健康之间并不存在本质差异，持有"生理论"学派

225

立场。在他看来，身体患病是由于特定器官因某些外部刺激——冷空气、食物、药物，甚至精神或心理扰动——而过度亢奋。

此外，布鲁塞还做出了古怪的设想：在所有病例中，刺激的首要焦点都是消化系统，所有疾病寻根究底都是肠胃炎，因此它们要用同一种方式来治疗。根据当时的实践，布鲁塞用放血来治疗疾病，这让他成了记录在案的最"嗜血"的医师之一。他宣扬对水蛭的运用，竟到了有些病人全身爬满50条水蛭甚至更多的程度。在法国，数百万条水蛭被用于治疗目的。有说法称，"拿破仑让法国人口大幅度下降，布鲁塞则让法国因失血而苍白"。

那是狂风暴雨的年代，政治热情在生活的所有方面都显而易见。不少记得法国大革命的人依然在世。就连学术生活也受到了革命动荡和它激起的反作用的影响。拉埃内克在天主教奥拉托利修会的庇护下接受了严格的宗教教育，因成长环境而异常保守。扬名立万以后，他同枢机主教、主教和前贵族结为好友，还成了贝里（Berry）公爵夫人的私人医师。他的笔记是用拉丁文书写的，哪怕政府已经禁止在官方教材中使用这种语言。与之相反，布鲁塞曾为拿破仑效力，是个彻头彻尾的自由主义者，也是个颂扬法国大革命一切主张——恰恰是拉埃内克所痛恨的东西——的唯物主义者。

这两人的争执轰动一时，超出了学术礼节的界限，变成了两个满怀怨恨的檄文作者之间的争斗。E. H. 阿克尔克内希特（E. H. Ackerknecht）[13] 写道，自帕拉塞尔苏斯的时代算起，还没有谁在医学论辩中使用过如此污秽、妄自尊大、狂热、毫无和解余地的语言。布鲁塞给自己的敌手——尤其是拉埃内克——贴上了"蟑螂""可怜的疯子""言而无信者"之类的标签，他们的著作则是"错误、谎言、卑劣的投机"。然而这个凶狠的战士在争斗中败下阵来。最后，他的观点不得人心，学生不再来听他讲演，由于强有力的疾病分类学——将疾病看作独特的实体，对其进行分类——出现，医学的"生理论"概念遭到了削弱。

德意志学派与巴黎学派形成了很好的对照。后者的中心是医院病房和对病人的详细检查，前者则偏好科学研究，以实验室为中心。在德意志的大学里，科学就是一切。就像法国人将听诊器和对患者事无巨细的临床研究奉若神明，德意志人对显微镜和其他科学工具大加称颂。这种态度造就了一批优秀的医师科学家，如群星般璀璨。

尤斯图斯·冯·李比希（Justus von Liebig，1803—1873 年）专注于生理过程的化学研究。他展示了以下几点：食物的氧化决定了身体的温度；蛋白质是构成活组织整体所必需的成分，它们降解生成的含氮化合物通过尿液排出体外。哪怕在研究传染性疾病时，李比希也是对与之相关的化学变化以及细菌干扰正常生物体化学运作的机制更感兴趣。

在德意志，所有层面的科学研究都受到鼓励，在所有学科，德意志的优秀人才都在开疆拓土。广博的研究者约翰内斯·穆勒（Johannes Müller，1801—1858年）深化了对视觉和听觉感知机制的理解。卡尔·路德维希（Carl Ludwig，1816—1895年）阐明了心脏生理学的重要方面。赫尔曼·冯·亥姆霍兹（Hermann von Helmholtz，1821—1894年）是测量神经冲动传导速率的第一人，还发明了检眼镜，带来了眼科学的革新。雅各布·亨勒（Jakob Henle，1809—1885年）描述了动脉的肌层，阐明了眼部的显微解剖结构，还发现了肾小管的一部分——直到今天仍以他的名字命名，即"亨勒氏袢"。植物学家马蒂亚斯·雅各布·施莱登（Matthias Jakob Schleiden，1804—1881年）最先提出了细胞理论，主张植物是由活细胞聚合构成的，而特奥多尔·施旺（Theodor Schwann，1810—1882年）证明这一点对动物和人类也适用。然而最出类拔萃的人物是鲁道夫·路德维希·卡尔·菲尔绍（Rudolf Ludwig Karl Virchow，1821—

1902 年），19 世纪大部分时间里，他在医学领域都占据统治地位。

菲尔绍的一生是追求学术的典范。[14] 他的创造力不仅仅局限于医学领域，他在有所耕耘的其他领域同样高产，价值也毫不逊色。22 岁时，他获得柏林大学博士学位。1848 年，普鲁士政府委派他前去调查西里西亚（Silesia）出现的斑疹伤寒疫情。他的报告超越了医学考量，讨论了导致疫情暴发的经济、社会和卫生因素，还建议实行社会改革，以避免将来出现疫情。由于其中毫无畏惧的民主表述，这一工作在政府官员当中引起了轰动。菲尔绍同始于 1848 年、席卷整个欧洲的社会变迁和革命行动相当合拍。27 岁时，他登上政治舞台，被热情的民众推选为国民大会议员，然而由于尚未达到有资格进入国民大会的年龄，他无法就职。

他创立了一份医学期刊，倡导开展医学教育、卫生保健服务等方面的多项改革。当他还是个冲动的年轻人时，这份期刊就是传播他政治主张的媒介，其陈述的直率程度非同寻常。在一篇著名的讽刺文章里，菲尔绍用对疾病遗传性的探讨来引入一条幽默的评论，声称知道"一个家族，非常尊贵的一个，祖父大脑软化，儿子大脑硬化，孙子根本没有大脑"。尽管他没有指名道姓，可所有人都明白，他暗指的是三任普鲁士国王——弗里德里希·威廉二世、三世和四世。

当局并没有被这种幽默逗乐。1849年，菲尔绍被迫辞去在柏林夏洛特（Charité）医院的职位。他在维尔茨堡（Würzburg）大学找到了职位，度过了颇为高产的7年。他的著作范围很广，数量众多，显示了巨大的精力和强大的智力。在人类学、民族学、考古学研究方面，他都是公认的领袖。正是菲尔绍富有学者风范的著述指导了发掘特洛伊的海因里希·谢里曼（Heinrich Schliemann，1822—1890年），为后者提供了灵感。在维尔茨堡的岁月之后，他又被召回柏林，当选市议会议员。任职期间，他提出了若干关于公共卫生措施的建议，使柏林转变为卫生模范城市。

到1862年，他在普鲁士议会里获得了更高的位置，然而始终不改的直率和自由主义立场让他同政府成员们争执不断。专断的普鲁士宰相奥托·冯·俾斯麦（Otto von Bismarck，1815—1898年）不习惯看到有人反对他的观点，自然因菲尔绍的顽固敌对态度而异常恼怒。火冒三丈的"铁血宰相"向这位小教授发出了决斗挑战。对医学科学来说幸运的是，菲尔绍这一回说服了自己，审慎是一种更好的英勇，他"拒绝了这份荣誉"。几乎没有疑问，针锋相对的两人如果刀枪相向，就会证明科学家在决斗场上作为对手的价值并没有在普鲁士议会辩论里那么高。

所有这些活动当中，最重要的是菲尔绍在医学上的诸多贡献。他对静脉炎、血栓形成和栓塞的研究都对理解这些重大医学问题必不可少。他研究了传染病和寄生虫病，大量作品中有薄薄一本关于旋毛虫病的专著。然而，菲尔绍的代表作是《细胞病理学》（*Die Cellularpathologie*）[15]，他在书中阐述了这条基本原则：细胞是基本单元，全部身体器官和组织都由细胞构成，细胞只可能来自之前存在的细胞［他因此提出了著名的论断，"全部细胞都来自细胞"（*Omnis cellula e cellula*）］，而不是像很多人误信的那样，来自无定形的基质或"胚基"。菲尔绍决定性地确立了这一点：所有疾病，"就连那些偏离正常结构最远的病态结构"，都可以根据细胞变化来理解。而且，不管致病的因素（例如在感染的情况下是细菌）是什么，对疾病中发生了什么的终极解释都可以在组织细胞本身的生命活动变化中找到。这条基本原则一直是科学医学的基础。

身为德意志学派的领袖，菲尔绍坚持疾病的"生理论"概念。然而从我们的现代视角出发，如今"本体论"和"生理论"两种概念很大程度上都遭到了废弃。分类被承认对医学相当重要，然而有一个问题始终存在：分类所用的标准应该是什么？一位19世纪的细菌学家可能宣称，应该根据原因（在他的领域内，这意味着导致疾病的微生物）来对疾病进行分类。然而即便在细菌学范围内，这也不是项轻松的任务。考虑到数量异常巨大的细菌科、属、种、亚种，分类将极难开展。有多少种致病（或潜在致病）菌株，就得有多少种传染病。针对根据牵涉其中的基因来给遗传性疾病分类的做法，富有名望的历史学家奥斯威·特姆金（Oswei Temkin）提出了类似的异议。[16]那会意味着为了更加“科学”地进行分类，像“急性阑尾炎”这样的实体——每名医师都学过怎样辨别它们，在临床实践中也大有帮助——将被丢弃吗？

如果“本体论”看法占了上风，那是因为任何追求科学性的领域都不可能没有分类。当然，和所有其他指示种类的概念一样，医学分类是抽象的，忽视了每个人经验的独有特点：给疾病分类时，医师们自病人原本独一无二的生活经验中抽象出共同特质。可是正如一位医学哲学家所言，“对在世界上生活、行动的医师而言，有必要存在明确的疾病分类范畴，来充当指南和工具”。[17]“本体论”学派的分类方法最终获胜的另一个原因或许是其所谓的“治疗价值”。当我们给之前乱作一团的某组体征和症状命名时，我们就让它变得更易管控了：特定的秩序创造了出来。然而，给一种威胁命名并不会让它消失。我们没能明白的是，给疾病贴上诊断标签有点像念出伏都教（voodoo）咒语驱魔，而且人为制造的表面秩序有时是错误的。医学哲学家斯蒂芬·J.库尼茨（Stephen J. Kunitz）对此回应道："不管病例可能是怎样的，添加名字的做法都让患者的情况普遍化了。它不再独一无二，因此也不再独一无二地令人害怕。"[18]

今天的医学主要关心的是有着极大科学技术复杂性的具体问题，因此在我们看来，更早时代的哲学问题只处于次要地位，不值得花时间。然而，过去处理这些问题的角度说明了不同时期、不同社会看待生活的可能态度。

在这种背景下，杰出的墨西哥学者鲁伊·佩雷斯-塔马约（Ruy Pérez-Tamayo）[19]表达了以下观点：19世纪欧洲的不同疾病概念反映了构想者们共同的民族特性。因此，巴黎学派发展出的"本体论"概念是理性、逻辑和纯理论的。如果接受了其主要前提，就必然会得出相应的结论——它们带有无可争辩的强大逻辑力量。就形式而言，这非常法国化：拉埃内克的精准描述具有笛卡尔的分析精神，以及伏尔泰的坚定理性主义。佩雷斯-塔马约在这里看到了"不朽的法兰西精神，西方世界里拉丁天才的旗手"和它深厚的人文主义传统。

与之相对，疾病的"生理论"概念首先是科学、基于实验和实用的。它没有否定临床图像的有用性，却坚持认为，真正的科学家明白这些分组是人为制造的，并非有机体的实际状况。德意志人和盎格鲁－撒克逊人发展了"生理论"概念且为其辩护。"生理论"概念反对先入为主地接受某种观点，然后将与这种观点相符的新的观察结果套用上去，以证明这种观点的做法。它不遵循事先设定的规划，而是从经验提供的连续数据中逐渐试验性地建立起来的。它抵触预测和界定终点的理论建构：唯有抵达时才能知道结局的样子。引用佩雷斯－塔马约的说法："德意志民族精神（Volkgeist）的所有要点都同疾病的'生理论'概念一致：它客观、务实，具有明确实用性。"

19世纪的西方医学主要在法国和德国发展，这两个国家看待生命的方式不同，也爆发过不止一次武装冲突。鉴于当时民族主义和政治观念渗入了所有人类事业当中，我们必须得出结论：医学并不是在毫无外界强制力的情况下发展的。在民族对立和偏见思潮下存在的科学必须保持好战精神，医学进步也更多是缘于敌手之间满怀怨恨的竞争，而非同仁之间慷慨大度的合作。因此，探讨民族特性（真实的或感知到的）对医学进步的影响程度，依然是一个合理的历史研究课题。

诊断流程

传统上，诊断流程的开端是医师和患者相遇。后者（或第三方，要是患者不能口头表述自己的病况，如幼儿和心智受损者）描述症状的性质和演变过程，这种叙述构成了患者感知到的病史。一旦经过医师——通过对患者的视觉检查，他们补充了信息——的分析和诠释，这种病史就成了"官方"或"真正"的病史。直到18世纪末，医师的主要职能还是了解病史和开药。19世纪中期，在拉埃内克发明听诊器一事（1816年）的促进下，体检的重要性开始上升，1850年前后，英语国家接受了听诊器。在此之前，医学思想的中心是病人的主观感受，而那时临床诊断的目标是在症状和体征，以及可以通过尸体解剖揭示的患病器官形态学变化之间建立

235

关联。

19 世纪下半叶，由于技术进步，出现了 X 光机、喉镜、检眼镜之类的工具，这让医师得以效果空前地检查身体内部。因此，体检在诊断流程中变得非常重要，而了解病史退居次席。这种趋势一直持续到 20 世纪中期，随着生物技术（如心电图、脑电图、患者样本的实验室检测）的进一步发展，对临床病史的兴趣在不断下降，特别是在年轻医师当中。历史学家指出，1940 年前后，由于精神分析学的影响，这种态度有所改变。在那之后，了解病史成了一种医生对病人的"采访"。

20 世纪，人们越来越意识到需要进行国际合作，特别是在力图为不同年龄、性别、社会条件、民族和国家背景的人解除痛苦的领域，例如医学。践行"诊断艺术"的医师从各方学习，诊断的流程也变得大体一致，像今天一样。现在，了解病史被看作诊断流程中非常重要的第一阶段。对医师来说，这是一项需要技巧、机智、辨识力和包容力的任务，他们必须对非语言的线索保持警觉，有时这些线索传达的信息比患者的实际叙述所传达的还要多。在理想状况下，患者的病史包括家族史、个体的既往史，以及经常会对疾病造成影响的社会心理和情感因素。毋庸讳言，富有技巧的医师要想成功，就必须（同患者）建立一种真正的默契。现代医师也继承了询问病人的方法，针对主要身体系统——询问（通常从头部开始，一路向下），目的是避免忽略任何有可能影响患者健康的过去或现在的问题。

接下来是体检，在此过程中医师要依靠自己的感觉。肉眼进行的视觉检查可以反映患者的一般状况（如身体对称性、营养状况、姿态）。人们很容易关注个别细节，却忽略整体外观中提供信息的方面（仪表、衣着等体现的个人习惯）。希波克拉底赋予脸部、眼部外观极高的重要性，认为它们显示着疾病的严重性（Hippocratic facies，濒死面容，直译为"希波克拉底面容"），他也非常关注患者卧床的姿态，认为这反映了痛苦的强度。医师也会寻找具有诊断价值的具体特点。"杵状指"（宽大、凹陷、发亮的指甲，希波克拉底的文本中已经提到，其解读也是正确的）是组织供氧长期不足的表现，而这是先天性心脏病或阻塞性肺气肿导致的；苍白的黏膜和结膜表明存在贫血；古铜肤色可能反映了铁元素储量异常；有些身体反常现象暗示着遗传性综合征（试举一例，内眼角皮肤皱襞和手掌横纹是唐氏综合征的表现）；等等。

视觉诊断的最伟大革命始于 1895 年，低调的德国物理学家威廉·康拉德·伦琴（Wilhelm Conrad Röntgen，1845—1923 年）偶然发现，一种自阴极射线管中发出的此前不为人所知的射线（因此命名为"X射线"）能够穿过许多物体，包括人体，在感光片或荧光屏上留下影像。拍下的第一张X光片——伦琴妻子的手——迅速传遍世界。这项非凡的发明的确是人类获得的最大福祉之一，但它没有改变伦琴谦逊、沉静的性格。他认为，有益于全人类的发现必须能够为全人类所用，因此拒绝了许多劝告，没有为自己的发明申请专利。如果这样做了，他将富可敌国。

伦琴的发明很快在世界许多区域得到了复制（最初的装置是玻璃制成的一个梨形阴极射线管，它在许多物理学实验室里都能见到，价格便宜，设计简单）。实际上，希望复制这一发明又承担得起成本的人都这么做了。在美国，名副其实的"伦琴射线热"席卷全国：出现了X射线男孩俱乐部，几座大城市也安装了投币机器，每个人都可以付一点小钱，给自己拍摄X光片。[1]这种丰沛的热情后来冷却了，因为很显然，对X射线的冒失应用会造成严重灼伤和可怕的并发症。

19世纪末20世纪初，人们对降灵术、动物磁性说、超感官知觉、同异世界沟通之类的问题产生了巨大兴趣。感光片在幼稚或存心欺诈的尝试中得到了运用，来捕捉鬼怪或幽灵的形象。很自然，伦琴射线在人们热切关注的这类事务中占据了一席之地。宗教情感减弱了，它留下的精神真空诱使不少人希望科学能够揭示某种形式的未被察觉的现实，一个超越的宇宙。许多人——包括声望良好的科学家——开始探索这些新射线的超自然方面。玛丽·斯科罗多夫斯卡·居里（Marie Sklodowska Curie，1867—1934年）和丈夫皮埃尔·居里（Pierre Curie，1859—1906年）发现了另一种新能量形式，即放射性，这使得这种态度得到了进一步强化。

X射线的发现也产生了超出医学范围的影响。社会中女性的生活受到了显著影响。直到那时，女性的身体一直被严密看守着，使其避开陌生人的目光。在占有欲强烈的父权制下，女性身体被看作其财产权的一部分。虽然遮蔽容貌的面纱从来都不流行，但清教徒式的禁欲道德却有效遮蔽了女性身体的大部分。在19世纪，医师不敢直视女性患者，她们有时身处重重帘幕后，露出有限的一部分身体，供检查者审视。阴道窥镜在欧洲大陆上可以自由使用，但在北美洲却遭到了坚决拒绝，被认为异常邪恶。[2] 甚至在分娩过程中，都有证据表明被推荐的生产姿势更大程度上遵守的是端庄规则和传统道德，而非合理的医学考量。

在这种压抑的社会风气下，观察者视线可以穿过女性衣着的事实激起了最深层的偏见。荒唐无稽的说法泛滥一时：据说有位新泽西众议员企图引入一项法律，阻止人们使用 X 光双筒望远镜；伦敦的一家服装店则出售防 X 光、可能用铅衬里的内衣。[3] X 射线学揭示的主要是骨骼。然而对女性身体的新的可见性也迫使人们开始反思对女性的压制性态度。它促使女性对许多使她们与世隔绝的做法提出质疑。它揭露了穿着过度束缚的紧身胸衣这种不合理习俗造成的骨骼畸形。女性获得了新的权力感，得到了更多关于健康行为的知识，对自己身体的意识也更明确了。

X 光照相术广泛投入应用后，美国生理学家沃尔特·布拉德福德·坎农（Walter Bradford Cannon，1871—1945 年）用铋盐或硫酸钡充当造影剂，使内脏成像（X 射线通常无法做到这一点）成为可能。坎农是 20 世纪最卓越的生理学家之一，他同墨西哥科学家阿图罗·罗森布鲁（Arturo Rosenblueth，1900—1970 年）合作撰写的《自主效应器系统》（*Autonomic Effector Systems*）一书是自主神经系统研究的重要里程碑。坎农在哈佛大学的导师亨利·皮克林·鲍迪奇（Henry Pickering Bowditch，1840—1911 年）曾在莱比锡跟随卡尔·路德维希学习，这象征着生物医学科学的领导权此时已经传递到美国手中。20 世纪时，美国在医学和生物科学领域获得了无可争议的霸权地位。

在我们这个时代，高度发达的技术让身体内部结构的影像化成为可能，每种技术都提供了独特的诊断信息。计算机断层扫描成像术［通常称作 CT（computerized tomography），也可称作 CAT，"A"意思是"轴向"（axial）］发明于 20 世纪 70 年代。一般认为，其发明者是英国工程师戈弗雷·豪恩斯菲尔德（Godfrey Hounsfield）和美国物理学家艾伦·科马克（Allan Cormack）。要是没有计算机领域出现的重大进展，这种方法就不能实现。CT 运用的是穿过身体的平行 X 射线，然而和传统的 X 光照相术不同，它并不直接在感光片上成像；射线刺激了许多感应器，它们将信号发送给电脑，经过电脑处理，这些信号会变成像素，在显示器上展现出来。CT 生成的是身体内部横截面或"切片"的图像，分辨率非同寻常：血管、骨骼以及密度各异的软组织都能清晰地识别出来。对研究胸腔和腹腔来说，它是最佳工具之一。所获得图像的高分辨率促进了对精密、复杂结构（如眼部和内耳）的研究。造影剂的使用、所获得数字影像的彩色化等改进手段，使这种技术在诊断中起到了更大的作用。

核磁共振成像 [nuclear magnetic resonance imaging，通常缩写成 MRI，由于对公众而言承载着负面内涵，"核"（nuclear）一词在通常用法中被省去了] 的出现晚于 CT，1984 年在美国首次被允许应用。由于 CT 技术研发的刺激，计算机技术实现了令人瞩目的发展，MRI 因此获益良多。2003 年的诺贝尔生理学或医学奖被授予美国的保罗·劳特伯（Paul Lauterbur，生于 1929 年）和英国的彼得·曼斯菲尔德（Peter Mansfield，生于 1933 年），原因是他们在 MRI 方面的工作。这种方法基于以下物理现象：在某些特定条件下被置于强磁场中时，某些自然元素的原子核会发出能量信号，而此类信号会携带关于环境物理化学性质的编码信息。这种现象对人体也适用，其中的氢元素——作为水的组成部分——异常丰富，足以发出信号。先进的计算机技术可以将信息解码，转成分辨率极高的图像。因此在 MRI 过程中，患者不会暴露在可能具有潜在危害性的 X 射线下，只需面对强磁场。还没有关于这种暴露造成不良后果的报道。

在运用 MRI 的情况下，由软骨、骨骼和软组织构成的解剖结构——如关节——能看得比 CT 清楚得多。通过 MRI，包裹在骨骼内的中枢神经系统也可以显现出来，其清晰、详细程度令人震惊。和别的成像技术一样，MRI 正在不断完善。现在出现了获取三维图像的技术，这在定位病变上的价值无可估量。另一项进步是功能性磁共振（fMRI），它能捕捉迅速变化的图像，让我们可以看到生物或新陈代谢活动过程中的活器官。例

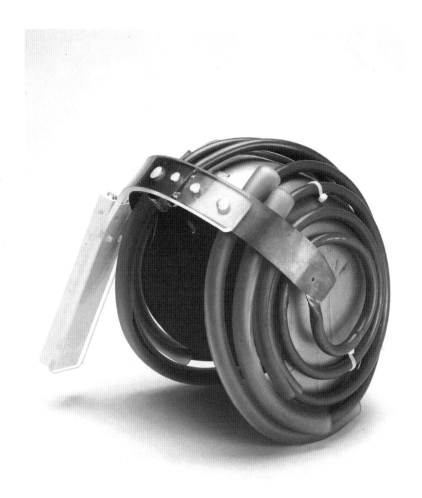

图 7.1　对大脑进行 MRI 扫描时需要佩戴的"绝地"头盔，线圈被用来收集 MRI 信号。这个名字的由来是《星球大战》系列电影中的"绝地武士"，这样戴上它的儿童就不会感到害怕。MRI 扫描使病人的身体免于承受辐射或开颅手术，这种技术在软组织成像方面比 X 射线扫描的方法效率更高（来源：伦敦科学博物馆 /Wellcome Collection）

如，已知大脑功能同血流增加有关。由于氧合动脉血的磁场信号和去氧静脉血的不同，MRI 让探寻大脑活动成为可能。

在这方面，正电子发射体层成像（positron emission tomography，PET）带来了惊人的突破。正电子是同位素放射出的亚原子粒子，带有正电荷。这些粒子在离开原子核的过程中会同电子碰撞，产生伽马射线，PET 仪的传感器会检测到这种射线，将其传输到计算机上，在那里重建发出射线的身体部位的图像。尽管这样生成的图像是"体层照片"，亦即身体的一个"切片"或平面，但其展示的并不是 CT 或 MRI 展示的那种解剖结构的精密细节。PET 的目标是揭示身体的特定功能方面，以及它们因疾病而出现的变化。做检查时，放射性同位素会以吞咽、注射或吸入的方式进入患者身体。一旦被吸收，放射性同位素就集中于身体的特定器官（例如，甲状腺会优先吸收放射碘）。通过这种做法，PET 扫描获得的图像可以测量物质的局部浓度（由信号强度体现）及其在体内的分布。在结合在葡萄糖上的情况下，放射性化合物可以被当作研究脑血流的示踪物，因为它会前往最需要葡萄糖提供的能量的区域。通过这种做法，就有可能研究大脑在进行数学计算、破解谜题、观看视觉刺激物、参与其他形式的智力活动时利用能量的方

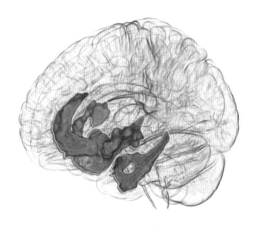

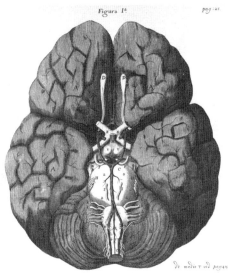

图 7.2 上图：利用 PET 成像的大脑（制作：Dr. Jim Myers）；下图：解剖学家观察后绘制的大脑（绘画：Thomas Willis，1664）。来源：Wellcome Collection

式。因此，PET 和 MRI 这类成像技术让"看到大脑思考"——换言之，科学地分析同精神活动相联系的客观变化——第一次成为可能。

由于恶性肿瘤会聚集特定的放射性同位素，这一技术非常有助于追踪恶性肿瘤的转移，有时甚至在它们被任何其他技术观察到之前就能实现。所用的放射性同位素衰减得非常快，剂量也低，因此不会给患者带来危险。这些技术只是目前广阔无垠的核医学领域的一部分。

CT、MRI 和 PET 需要精密、复杂和昂贵的技术。只有在具备恰当建筑结构和内行员工的医学中心，它们才能得到应用。相比之下，超声成像相对简单。超声探头发出的声波穿过身体，遭遇传声性各异的结构。声波被反射回超声探头，根据回声，计算机能够解读出所遭遇的物体的大小、形状和距离，从而产生图像。运用声波来探索物体形状的做法始于 19 世纪，在两次世界大战之间得到了巨大推动，当时人们希望用它来侦察敌军潜艇。20 世纪 30 年代，在奥地利出现了运用这一技术探查人体的尝试。"二战"后，许多研究者在这一方向继续努力。他们解决了众多技术难题，让这种技术的医疗应用成为可能。

1975 年后，由于已经有可能获得"实时"影像——

运动结构的异常清晰且未失真的图像，超声机器在临床上得到了广泛应用。肾病学家和泌尿科医师发现这种技术格外有助于诊断，然而主要的使用者是产科医师，这很大程度上是因为 20 世纪 60 年代晚期出现的社会变化逐渐赋予女性权利，于是她们渴望"亲眼看到"孩子在孕期的发育状况，而非依赖医学专家——大多数是男性——的言辞。从那以后，超声诊断成了产科的标准操作。

除了前述的种种让医师得以观察身体内部的方式之外，还必须加上借助有弹性的光纤仪器进行的仪器检查，它能直接给中空脏器和腔体内部成像、拍照（乙状结肠镜检查、喉镜检查、胃食管镜检查、腹腔镜检查等等）。

体检还包括收集听觉信息。这是通过直接听诊实现的，也就是借助听诊器获取胸腔和腹腔发出的声音。从拉埃内克时代开始，积累了关于这一主题的大量文献。现代医学生也要依赖声音记录，这已经得到了证明——啰音、爆裂音、哮鸣音、杂音等各种听觉现象对诊断的帮助要大于任何口头描述。古希腊人实行过胸部听诊，后来这显然遭到了遗忘。拉埃内克相当熟悉希波克拉底学派的文本，他必然清楚这一点，但他几乎不认可这种方法。

通过叩击胸部和腹部也可以收集听觉信息。《埃伯斯纸草文稿》（第 189、第 864 号）[4] 中有证据表明，叩诊是古埃及医师运用的诊断方法之一。在近现代，第一个描述胸腔叩诊的是利奥波德·奥恩布鲁格尔·冯·奥恩布鲁格（Leopold Auenbrugger von Auenbrugg，1722—1809年）。他是一名奥地利医师，生于格拉茨（Graz），他父亲经常在家里开的小酒馆里敲打酒桶，以确定其中液体的高度。这大概是他在维也纳的西班牙军医院担任医师时，叩击病人胸部的灵感来源。他在那里进行了重要的观察：要是叩击（并不肥胖的）健康人的胸部，就会听到洪亮的共振声。如果存在潜在的病理学迹象，音质就会改变。起初他通常将所有指尖并在一起，敲击覆盖着衣物的胸部，或戴着皮手套敲击赤裸的皮肤。后来这被间接叩诊——用手指或小锤子敲击置于胸膛表面的共振固体（称作"叩诊板"）——取代了。再后来，更加实用的做法是将一只手（通常是左手）覆于叩诊区域，然后用另一只手的一到三根手指短暂、急促地敲击（间接手指叩诊）。奥恩布鲁格非常喜欢音乐，对这种艺术相当精通，这必然有助于他发展出一套依靠听觉的方法。他甚至给由安东尼奥·萨列里（Antonio Salieri，1750—1825年）作曲的喜歌剧《烟囱工》（*Der Rauchfangkehrer*）撰写了脚本。

奥恩布鲁格在许多病人身上和许多尸体上尝试了自己的方法。在尸体上，他证实了这一发现的准确性：正常的肺部在叩击时会发出洪亮的共振声；要是患有肺气肿，肺部就会容纳更多空气，发出鼓音；固化的肺组织会发出浊音，在有肿瘤或某些不连续的大规模病变时，浊音出现于局部，而在有肺炎或胸腔积液时，浊音遍及全肺。虽然奥恩布鲁格在1761年出版的书中阐述了自己的发现，叩诊法却面临怀疑，直到近40年后著名的科维萨尔表态支持，它才被广泛接受。

医师同样将触摸，亦即触诊，当作辅助诊断手段。在中国传统医学里，切脉有着重要意义，或许可以说它获得了科学地位——"脉学"。在已知的最古老中国医学文本《黄帝内经》中，切脉是诊病的主要手段，其他所有手段都只是辅助。[5a] 切脉过程非常复杂：一年中哪个季节、一天中哪个时段最适合切脉都有明确规定。就连患者的性别也会影响切脉过程：是先切左手脉还是先切右手脉取决于性别。"脉"（pulses）一词采用复数形式，这是个很好的界定，因为医师用三根手指切脉（寸关尺），试图区分每一根手指上的感觉特点。通过切脉

---

a 脉诊在《黄帝内经》中占有大量篇幅，具体讲述了三部九候（遍诊）法、全身经络法、气口法、人迎寸口比较法等诊脉方法，对后世影响深远。——译者注

至少可以辨别出二十八种不同的脉象，^a还有许多变体。它们承载着大量信息，能够指示通过针灸刺激哪些穴位会产生疗效。针灸和脉学这两者密不可分。

一位 17 世纪的英格兰学者写道：

> 血液循环对我们来说是一桩现代发现，可是根据沃祖斯（Vossius）的说法，那里四千年前就清楚这一点。他们拥有精湛的切脉技巧，这不是想象，而是熟悉他们的人的描述……就连最有理由了解他们的传教士也承认，他们的切脉技巧有着某种令人吃惊的内涵，（还）告诉我们，他们开展医学观察的历史已经有四千年。⁶

中国人在切脉时似乎更关心其**特质**，而非频率、节奏。然而这并不意味着后两种特点遭到了忽略。中国医师学会了给自己切脉，来和患者对比。在西方，医师们认为脉搏可以反映不同的气质，17 世纪时，针对大致能够察觉的各种脉搏，他们设计了巴洛克式的分类。然而他们把脉从来没有达到中国同行的复杂精细程度。与

---

a 通常指浮、沉、迟、数、滑、涩、虚、实、长、短、洪、微、紧、缓、弦、芤、革、牢、濡、弱、散、细、伏、动、促、结、代、大，分别代表着不同的身体状况和疾病类型。——译者注

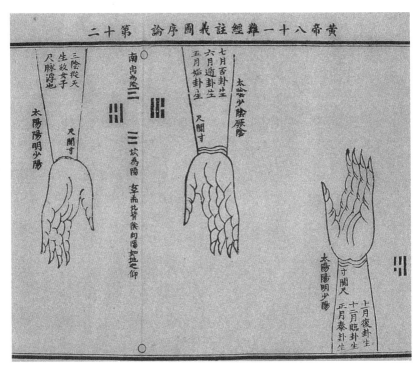

图 7.3 《黄帝内经》中关于诊脉的记载

之相反，定量概念好像自很早起就在西方占据了主导地位。喀俄斯岛的埃拉西斯特拉图斯（见第一章）建造了一台独特的水力钟表（漏壶），专门设计来测量脉搏。

通过或轻或重地触碰体表，可能获得有关体表之下器官状况的信息，现代医师继承了这种知识。乳房、前列腺、睾丸、淋巴结触诊都可能发现病变。对腹部进行深部触诊，能够发现肝脏、肾脏、脾脏异常。在腹膜炎病例中，浅部触诊会引起腹肌痉挛。触诊还可能发现胸部的震动感（"震颤"），这是某一区域血流紊乱导致的，说明心脏瓣膜出现了异常。然而就历史角度而言，触诊在过去被以怀疑的目光看待，特别是涉及接触异性的时候。这可能是医师转而检查病人的分泌物和排泄物，将其当成诊断过程中重要辅助的一个原因。

检查体液时，现代医师要依靠分析实验室。在那里，对尿液进行的分析频率最高，尿液的化学成分能够为诊断、预后提供重要信息。但在检验医学出现之前，医师是用感官来检查尿液的。这就是"验尿"，一种在过去被江湖郎中败坏了声名的医学实践，许多出版物对此都有论述。[7] 至少自 12 世纪开始，医师同患者商量病情时，检查尿液已经成了例行公事。然而一份 6 世纪的东哥特（Ostrogothic）文献已经指出，尿液"会告诉技艺熟练的医师他的患者的整个病史"。[8] 配有插画的中世纪手稿经常显示，医师注视着一个装有尿液、由透明玻璃制成的圆底长颈瓶［叫作尿瓶（matula）］，将其举起，正对阳光。晚到17世纪，不止一名寡廉鲜耻的医师假装不用看到患者，光靠检查尿液就可以进行诊断和预测病情发展。

他们看到了什么？一系列重要的特征，包括尿液的颜色、气味、流动性、透明度、性质和"坠积"（意思是沉淀物）。比如说，橙黄色尿液表明身体健康，橙红色尿液表明其中存在胆汁，红色尿液则表明其中存在血液，因此预后不良。然而被辨别出的还有很多色调，绿色、棕色、紫罗兰色、铁青色等等，如在此逐一列举，难免冗长乏味。应当仔细留意尿液的泡沫。要是泡沫很多，患者就可能得了疝气，因为太多空气进入了内脏。要是气泡很小，就表明患者可能得了偏头痛。然而"验尿"不全是胡说八道。希波克拉底在《格言》中指出，尿液起泡同慢性病有关。现代评论者也注意到，尿液表面的气泡可能意味着蛋白质浓度异常，这是肾功能异常的标志。橙红色尿液则是胆红素和尿胆素原这两种胆汁色素存在的表现。中世纪时，阿维森纳指出，有些慢性病患者的尿液散发出恶臭，还能给亚麻布染色。现在我们知道，恶臭是肝硬变区域存在的某些化学物质（硫醇）造成的，[9]而给亚麻布染色的特性同胆汁色素有关。

总而言之，在可以依靠实验室之前，医师们在诊断领域尽己所能。考虑到当时生物医学科学刚刚萌芽，感官知觉又具有高度主观的特点，他们能做的并不多。此外，主观方法导致他们同庸医和江湖骗子合流，不幸的是，在近代科学出现之前，这种现象大行其道。然而有些人进行了出色的观察，其经久不衰的价值证明了昔日临床医师的睿智。"我们前辈的临床感知非常令人惊讶。"一位 20 世纪的著名医师感叹道。

若干艺术作品描绘了正在检查尿液的医师。威廉·贺加斯（William Hogarth，1697—1764 年）的讽刺才能在一幅特别刻薄的作品里得到了展现。他的版画题为"殡葬业者团体"，是给医疗行业设计的盾徽。在上半部分，他刻画了三个人物，其形象大概是当时名医的漫画版。中间那个人物是眼科医师，他本人是斜视。在版画的下半部分，十几个戴着巨大假发套的医师挤成一团。他们都拿着手杖，将杖头举到鼻子那里（18 世纪时，医师手杖的杖头里装有芳香物质，通常相信这样可以保护他们免受传染）。两名医师正在观察尿壶，来评估其内容物的特点。第三名则将手指在里面蘸了蘸，来品尝尿液的味道。事实上，这正是认真负责的医师会做的事情。

现代医师有足够的理由心怀感激——他们不必像

前辈们那样高度依靠自己的感官。医学文献中偶尔会出现这样的文章，哀叹今天的医学生不知道嗅觉所能传达的宝贵诊断信息，而过去的医师清楚，嗅觉在临床上是有益的（例如，苯丙酮尿症患者的尿液有着霉臭、发酵的气味，淋巴结核病患者的尿液有着变质啤酒的气味，糖尿病昏迷症患者的尿液散发着酸水果的气味，等等），通过直接做出正确诊断，能够节省时间和金钱。然而对关心实验室年代之前惯常做法的人们来说，这种技艺的失传好像就没那么令人遗憾了。当时的医师不仅会询问患者粪便状况如何，事实上还要聚精会神地观察便壶，将其放到鼻子底下，以更好地捕捉到散发的气味：从患者的排泄物里能学到的东西可不少。

文献表明，17 世纪时历史上大人物们的粪便特点被他们的医师按时记录了下来。大孔代（the Great Condé）之孙波旁公爵（1692—1740 年）的私人医师皮埃尔·博德洛特（Pierre Bourdelot）一丝不苟地记录了他尊贵病人的排便状况。一条笔记写道："他只去了便桶三次，但所有（粪便）在肠系膜底部累积了很长时间，它们被这种逗留烧焦了，颜色看起来像是他有二十岁。"路易十四的首席御医居伊－克雷桑·法戈（Guy-Crescent Fagot，1638—1718 年）每天都记录自己这位皇家病人的健康状况，由于这份《国王健康日志》（Journal de la santé du roi），关于国王的排泄物，我们能知道的比想知道的多得多。根据这份资料，"太阳王"花了很多时间坐在便桶（chaise-percée）上。这份日志一天不漏地记录了同国王健康状况有关的最琐碎细节。试举一例：

> 星期日，这个月的第九天，国王去了十次便桶，从起床到下午四点，那时他感觉疲惫，选择卧床休息，直到九点才入睡。一醒来他就又去了便桶，排出未经消化的食物，只希望喝一点鼠尾草和婆婆纳酊剂，不吃东西，他又睡下了……然而那以后，他继续腹泻，其中混杂着未经消化的食物，国王不得不卧床休息，在那里听弥撒……坚持我有幸向他提议的养生方法。[10]

随着科学技术的进步，医师们从直面糟糕感觉的需求中解放了出来。实验室仪器现在可以收集客观信息，这比任何通过医师主观感官印象获得的信息都要一致、准确。由于显微镜检查，化学分析得到了强化，实验室方法对临床诊断的最大推动因此到来。"验尿"变成了"尿液分析"。再也不需要为了诊断尿路感染而查看尿液的浑浊度，嗅闻它令人不快的气味，甚至像有些人做过的那样去尝它了！现在这样做就够了：用化学方法检测其中是否存在亚硝酸盐，观察沉淀物中的白细胞（正常情况下，每个高倍视野下的白细胞数目不高于五；若高于十，意味着存在感染）。显微镜检查也可以揭示尿液沉淀物中的若干结构体，例如由细胞和蛋白质材料组成的管型，还有红细胞和晶体，等等，而这有助于诊断。

显微镜检查补充、扩展了细菌学和寄生虫学技术。它提供了随直接看到病因或导致症状的结构性异常而来的独特智识满足。前者的一个例证是在粪便中发现寄生虫卵，或看到造成感染的真菌；关于结构性异常，最好的例证是显微镜检查能够发现细胞癌变或癌症前期病变。

由于显微镜检查对诊断的重要性，历史学家们惊奇，为什么它在 19 世纪晚期才被系统性地用来解决医疗问题，而不是早得多。实际上自 17 世纪初开始，显微镜和它揭示未知的"奇迹世界"的玄妙能力就已经广为人知。然而过了将近 250 年，它才变成不可或缺的医疗诊断工具。

对这种滞后的一种合理解释是吉多·马伊诺和伊莎贝尔·约里斯（Isabelle Joris）两位医生给出的。[11] 马伊诺医生践行的是他所说的"实验历史"——还原历史的精准条件，并用最新的技术检验据说以这些条件为基础的古老主张。试举一例，如果希波克拉底学派的文本推荐使用无花果树汁来止血，马伊诺医生就会将剂量已

257

知的无花果树乳胶加进血样和其他可凝结物质里，然后试图确定凝血速度是否加快了，用今天的凝结测试来衡量。[12]（凝血速度并没有加快，但无花果树汁会让牛奶凝结，因此没有办法做实验的古希腊人通过类推得出了上述判断。）为了解释医学显微镜检查出现较晚这一现象，马伊诺和约里斯使用一台 1799 年之前组装的卡尔佩珀（Culpeper）式显微镜，拍摄了通过这台设备获取的一些模糊图像。他们得出结论，早期显微镜的光学器件缺陷非常明显，对那个年代的研究者来说，扭曲、不可信的图像更大程度上是妨碍而非帮助。这类设备同样非常昂贵：只有富裕的贵族才买得起，这些人更倾向于将显微镜当作自己消遣用的玩物，而非态度认真的医学科学家工作所用的器具。

显微镜过了这么久才流行起来的另一个原因是，没有人知道要怎么利用它。由于解剖学家们的长期艰苦努力，人体解剖已经得到了充分探索；生理学已经开始出现显著进步。可是疾病过程中器官发生了什么，人们照样没有明确的概念。此外，让探查身体结构的微观组成得以实现的技术还没有发展出来。显微镜检查只是一种技术，一种对现有的**解剖学**知识进行阐释、改进和完善的手段，因此它会被带到以前做梦也想不到的细节水平。然而在**医学**知识能够出现类似进步前，需要先对应

258

该精确地改进、完善什么有清晰的概念。换言之，需要先有**病理**解剖学的概念框架。这类观念依然含糊不清，尚未成形，虽说并不缺少勤奋而杰出的先驱。

在中世纪，人们偶尔会通过解剖尸体来解释一个人生命中被认为特别难以理解的某些方面，比如原因不明的突然死亡，或者怀疑遭遇毒杀或其他不正当行为的伤害。有时候开展验尸的理由同医学、司法都毫无关系。例如，因虔诚、信仰、自我牺牲而著称的教会成员的尸体可能会被剖开，以寻找圣徒地位的证据或获得遗骨。在这些案例中，几乎不能说验尸提供了任何在医学上有帮助的信息。验尸由同一教派的热忱成员进行，任何发现都可能被用强烈的神学偏见来解释。比如，在有位受到崇敬的神职人员体内发现了包含三粒大结石的胆囊，人们认为这是圣三位一体的标志。宏观病理学只借助肉眼视觉进行，所以也是一种主观活动。就像我们已经讨论过的那样，观察者倾向于只看见他们希望看见的东西，或他们习惯于看见的东西。[13]

文艺复兴时期，施行人体解剖的解剖学家必然有时会看到病变器官。我们已经读到，维萨里的后继者之一马泰奥·雷亚尔多·科隆博（1516?—1559年）的主要作品《新解剖学（十五卷）》的第十五卷事实上完全是对他职业生涯中遇到的反常和稀有现象的描述。然而，只有少数几位杰出的人物尝试理解遇到的病变，并将观察结果体系化。特别值得一提的是安东尼奥·本尼维尼（Antonio Benivieni，1443—1502年），他是位很有修养的佛罗伦萨医师，结交了他那个年代最优秀的艺术家和文化人，包括哲学家马尔西利奥·费奇诺（Marsilio Ficino，1433—1499年）、诗人安吉洛·波利齐亚诺（Angelo Poliziano，1454—1494年），以及狂热的教士和政治改革者吉罗拉莫·萨伏那洛拉（Girolamo Savonarola，1452—1498年）。他的病人也很有权势，他们是显赫的美第奇（Medici）、本奇（Benci）、圭恰尔迪尼（Guicciardini）家族的成员。本尼维尼写了一本简短的书，题为《疾病的某些神秘与不可思议的原因及其疗法》（*De abditis nonnullis ac mirandis morborum et sanationum causis*），[14] 出版于他去世五年后，然而比维萨里出生还要早七年，这一点引人注目。此书引人入胜，记载了文艺复兴时期佛罗伦萨居民的社会和临床史，以及尸体剖检协议，因此提供了对他们生活的洞见。

《疾病的某些神秘与不可思议的原因及其疗法》被广泛认为是第一本解剖病理学著作。根据书中的若干病例描述，现代病理学家可以做出回溯诊断。然而因为此书的目标是非常实用主义的，大部分临床史篇幅短小，记录下来的数据同今天的差异也非常大，因此诊断几乎不可能完成。这一努力值得赞赏——它是将临床观察同验尸结果相关联的最早尝试之一，却并没有给当时存在的疾病概念带来革命。本尼维尼完全是他那个时代的人，所有观察结果和解释都服从于盖伦学派的四体液理论，以及其他盛行的错误观念。

泰奥菲勒·博内（Théophile Bonet，1620—1689年）是又一位重要的病理解剖学家。这位瑞士医师是很有毅力的编纂者。1679年，他出版了最重要的作品——沉甸甸的三卷本专著，共1 706页，涵盖了到那时解剖病理学家们积累的所有经验。书中的描述包含了2 934个临床病例和相应的验尸结果，还引述了407名作者的经验。他选择将自己的著作简称为《尸检实践》（Sepulchretum，直译为"墓地"），因为它在某种意义上是关于尸体的知识库。此书全名长而浮夸，同正文——汇编的巨著——非常相称，书的全名大致是"死于疾病的尸体的墓地或解剖，其中交流了人体所有变化的历史和观察，也揭示了它们的神秘原因。事实上，它理应被称作真正病理学、对疾病的恰当治疗甚至医学灵感的基础，无论古今"。

有说法称，博内几乎不加辨别地将收集到的众多材料进行汇编，重要的和琐细的混作一团，表现出一种详细描述人类怪异畸形的病态倾向。这种评价有失公允。

在 1679 年刊行的《尸检实践》第一版中，博内花了不少心血将尸体剖检的流程进行系统性编排，还加了许多互见索引以方便参考。这些在第二版（1700 年）中消失了，因为编者认为它们是不必要的。近年来，学者们认为博内是解剖病理学的奠基者之一，[15] 由于博内值得赞赏的耐心和令人钦佩的博学，医学共同体的注意力集中到了解剖与临床关联的重要性上。

博内的工作给病理学上最卓越的人物之一乔瓦尼·巴蒂斯塔·莫尔加尼（Giovanni Battista Morgagni，1682—1771 年）的出现打下了基础。莫尔加尼生于博洛尼亚附近的弗利（Forlì），在那里学医。他是第一位近代病理学家，因为他，这一学科成了真正的科学。不同于前辈们甚至最著名的同时代人，比如和蔼的赫尔曼·波尔哈夫（Hermann Boerhaave，1668—1734 年）这位近代床边临床教学的创始人，莫尔加尼进行尸体剖检的目的不光是发现死因。他耐心地创立了一座完整的理论大厦和一套精巧的概念框架，而这在让病理学变成真正科学学科的过程中处于核心地位。他的主要著作题为《疾病的位置与原因：通过解剖学的研究》（*De sedibus et causis morborum per anatomen indagatis*）。此书的体裁是莫尔加尼写给朋友们的 70 封信，描述了超过 700 个临床病例和相应的验尸报告，其细致程度堪称典范。在每个

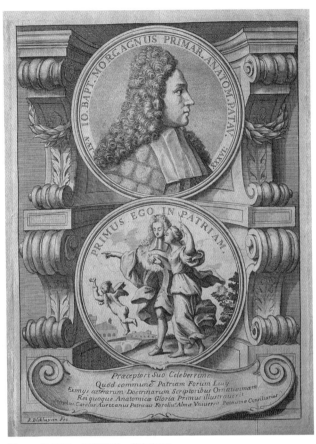

图 7.4　乔瓦尼·巴蒂斯塔·莫尔加尼

病例当中，莫尔加尼的评论都旨在建立临床表现和解剖研究所揭示的病理变化之间的关联。自那时起，在医师们的脑海里，患者的症状就和结构性的异常建立了不可拆分的联系。"解剖－临床方法"已然诞生，它将在医学上结出丰硕的成果。

莫尔加尼开创的医学现代化的第一阶段延续了整个19世纪。基于认真观察，他识别出了若干特殊病理状态：梅毒动脉瘤、心内膜炎、二尖瓣狭窄、局限性回肠炎、卵巢和卵巢旁囊肿（后者如今被称作"莫尔加尼囊状附件"）、肝硬化、胃癌、胃溃疡、脑血管意外，凡此种种，不一而足。书名提到了"疾病的位置"，他也无可辩驳地证明了疾病有主要的发生位置。哪怕古老的盖伦学派概念——将疾病看作对"体液"平衡状态的普遍扰动——痕迹依然存在，它们也被"解剖学陛下"——莫尔加尼的学生们这样称呼他——的工作一劳永逸地摧毁了。

然而莫尔加尼在此书中宣称要演示的不光是"位置"（sedibus），还有疾病的原因（causis morborum）。但事实上，不管观察者有多么细致、勤勉，都无法仅仅通过观察留下的残骸，就找到毁灭性现象的原因。对病因的研究需要采用动态方法，这只有设计巧妙的实验才能提供。尽管如此，形态学加临床观察这两者的提示力量非常强大，往往会决定实验方向。所以，虽然酗酒史同肝硬化的单纯联系不管重复多少次，都不能证明两者之间是因果关系。可它当然暗示着，旨在探索酒精对肝脏毒性作用的实验有望取得丰硕成果。

19 世纪时，泽维尔·比沙（1771—1802 年）大大推动了由莫尔加尼开创的解剖–临床方法的发展。此人我们之前谈过，是"活力论"的领军人物（见第三章）。比沙相信"学习解剖学，开展解剖；学习生理学，进行实验；学习医学，跟随病人，切开尸体——这是一条三合一之路，而走出来的人可以既不是解剖学家，也不是生理学家或医师"。因为比沙，医学的演化过程开始了，最终成了我们当代的健康科学。他让病理学由器官转向组织，考虑到是在不使用显微镜的情况下完成的，这项成就令人震惊。出类拔萃的观察力和在解剖方面的经验、富有创造力的头脑三者相结合，让比沙得出了一个观点：器官是由"薄膜"（他这样称呼它们）组成的。不同器官中的这些解剖学元素可能是同一类，以同样的方式做出反应，而且他提出，在某些情况下它们可以自所属器官中分离（他通过梳理、运用热或酸、应用其他手段使它们分离）。这些"薄膜"现在被叫作"组织"。比沙描述了 21 种不同的组织，其中一些如今在概念上还和它们当初最早被识别出来时一样有用（血浆、滑液、软骨、髓质、纤维等等）。

莫尔加尼和比沙都没有使用过显微镜，但这种仪器在德意志研究者那里得到了熟练的运用。在他们的努力下，细胞理论得到了阐述，主要是由特奥多尔·施旺（1810—1882年）和马蒂亚斯·雅各布·施莱登（1804—1881年）进行的。细胞理论的首要假设是，"所有活的有机体都是根据同样的原则建构的，而这种原则就是细胞的形成"。[16] 这条法则在生物学领域得到了普遍应用，就无所不包的广度、毫无偏差的正确性而言，它可以同物理学领域的万有引力定律或热力学第二定律相提并论。它的创立者是动物学家（施旺）和植物学家（施莱登），这一点也很合适。然而，细胞理论最热情的捍卫者是一位医师、学者——举世无双的鲁道夫·菲尔绍，我们之前已经谈到了关于他的一些细节（第六章）。

19 世纪和 20 世纪的一段时间里，诊断的根本基础是形态学——换言之，病理解剖学。疾病被概念化了，被视为对正常结构的背离。病理学家将自己的诊断建立在类比原则上：将正常和不正常的组织进行比较，两者之间的形态学变异就是病变的界定标准。病变是任何有效的观察技术（通常是显微镜检查）都能发现的形态学改变。根据细胞理论，基本病变出现在细胞层面，这些基本病变以独特的模式聚合起来，就可以据此做出诊断。当这些变化面对临床表现（莫尔加尼提出的解剖－临床方法）时，"病理学实体"的观念就出现了。这就是疾病分类学——对疾病的分类——在现代获得认可的过程。今天我们知道的大部分疾病都是以这种方式发现的。而且依靠对其他类似病例进程的观察，可以开始做出预后判断。

自 20 世纪 50 年代起，纯粹的形态学不再是诊断的唯一标准。除传统方法外，又增添了若干新技术，如电子显微镜、组织化学、免疫组织化学、流式细胞术、细胞遗传学等等。DNA 的发现开启了新的前景。在此无法细数它的壮阔历程：这一切始于约翰·弗里德里希·米歇尔（Johann Friedrich Miescher，1844—1895 年）分离出"核蛋白"，在发现其分子结构时达到高潮，这是许多研究者，尤其是莫里斯·H. F. 威尔金斯（Maurice H. F. Wilkins，1916—2004 年）、罗莎琳德·富兰克林（Rosalind Franklin，1920—1958 年）、詹姆斯·沃森（James Watson，生于 1928 年）、弗朗西斯·克里克（Francis Crick，1916—2004 年）共同努力的结果，在史册上留下了浓墨重彩的一笔。它被称作过去一百年里生物学领域最重要的发现，相关文献非常丰富。DNA 给诊断带来了革命，诊断过程中的考量现在由细胞层面转向了分子层面。"所有生物现象都是在分子层面上设计的，"此领域的一位先驱宣称，"只有理解了分子的相互作用，我们才能理解生命。"

形态学对诊断依然至关重要，但它已经不再是诊断的唯一组织原则。例如，对某些恶性肿瘤的形态学诊断不再能获得认可，除非将流式细胞术、免疫组织化学、分子生物学的检查结果都纳入考量。最后一门学科已经发展出了相当高的灵敏度。如今出现了可以扫描数以千计的基因、找出微小基因异常的 DNA 探针，它可以在构成整个人类基因组的三十亿个碱基对中，逮到源自仅仅一个碱基对的基因异常。

可是，尽管这些现代诊断技术精密得难以置信，诊断过程却依然需要医师的谨慎和良好判断力。检测手段可能异常灵敏，对特定疾病的诊断却未必适用，很少有诊断是仅仅基于检测结果做出的。要求患者进行太多检测可能会让人困惑——更别说花费昂贵了，因为它们往往需要更进一步的检测来验证。有时候由于颇具欺骗性的异常结果，不得不进行更多检测，来证实或推翻之前的结果，这意味着患者将承担检测导致的不适和更加沉重的经济压力——而要是一开始没有做那些检测，患者就不必承受这些了，想到这里，不免感叹。因此，医师必须知道应当做什么检测，以及什么时候需要做。

像希波克拉底时代一样，诊断过程始于医师询问病人（或病人的照料者，如果病人自己无法描述症状），思考哪里可能出了问题。接下来是体检，收集更多信息，列出可能导致这种疾病的所有原因。然后，实验室检测会提供更多证据，强化一些诊断可能性，排除另一些，推动医师进一步做决策。哪怕在开始治疗之后，病人对疗法的反应也可能改变各种假定所占据的位置。

由于医师们遵循着秩序井然的模式，根据能够获得的信息接受、排除诊断假定，所以在20世纪，人们觉得，应该设计可以遵循一种算法——也就是说，依靠现有的数据在两个选项中择一，从而做出诊断——的计算机程序。人们发现，这些程序在诊断过程中可以是宝贵的帮手，但不能替代经验丰富的临床医师。这是因为计算机不能捕捉通过患者的病史和体检可能获得的许多非语言线索，也不能理解跟疾病有关、导致一些症状被强调而另一些被淡化或忽略的情感因素。在实践中，医师们有时必须首先留意（他们清楚）会对生命和健康造成更严重威胁的临床问题，而不是碰巧最持久地占据患者心神的那些。

几乎不必说，要想令困难的诊断过程圆满进行，医生和病人之间就必须有长期的信任关系。不幸的是，在某些工业化国家，当前的社会变化和国家层面的卫生服务组织一定程度上侵蚀了这种信任关系。

疗法

第八章

疗法（希腊语 therapeia，意思是"照料"或"医疗"，词源是 therapeuein，意思是"照料、招待"）是旨在治愈或减轻疾病的行动和实践的统称。与之类似，"治疗"的一种定义是"通过具有疗效的药剂或措施处理疾病、失调的做法或相关做法"。显然，这些术语的含义非常笼统，因为包含了"用来照顾病患的全部措施，不管其性质如何"。其中涵盖的治疗方法多种多样，包括心理分析，它以话语为工具，缓解精神生活中出现的失调；还包括基因疗法，它的一个组成部分是用正常、具备功能的基因替代有缺陷的基因，这种基因可以被多种载体（例如病毒）输送到细胞内部，或通过其他方式强行进入细胞。因此，治疗措施所涵盖的实践范围异常之广，这里无法综合描述。下文只概述几种历史上的重要疗法，一些疗法的特点是运用有效物质或药剂，另一些则试图采取不同方法。

草药

在已知疗法中，植物药剂可能是形式最古老的。两类草药（医学总体而言也是如此）似乎存在了很长时间。一种是大众、传统、"民间"医药，完全源自经验，通过口头传播。另一种属于"官方"医药，由研究疗法的功效、作用原理和恰当分类的医师们发展出来。人们对"民间"医药兴趣非凡，然而历史学家们发现，由于缺乏可靠的书面资料，几乎不可能追溯其历程。它不应当被贬损为非理性或迷信。事实上，其发展中有着相当分量的推理和观察——往往和"官方"医药中一样多，一样细。两类草药的唯一区别是，对"什么构成了疾病"的理解存在差异。历史学家与科学家要是转而认真、有意地关注民间医药，会学到很多东西。

中国的草药可能最为古老。一位半传说的著名人物神农生活在大约 4 700 年前，他教导人们怎样基于医疗目的辨认、使用植物。一部医学著作《神农本草经》以他的名字命名，然而 2 500 年后才成书。书中列出了 252

种源自植物的药剂，许多至今仍在应用，还描述了这些植物的特点、用法。另一本古代中医著作《黄帝内经》也提到了许多草药。[1]

民间医药的效力可能相当强大。例如，一种植物最近被发现是针对疟疾的最有效药物，而两千年前中国人就对它有所了解。它绝非异国植物，在西方被称作青蒿（*Artemisia annua*）。[可以自一种菊科蒿属（*Artemisia*）植物中蒸馏出苦艾酒——类似白兰地的烈酒，酒精含量很高。] 中国研究者从煎煮这种植物所获得的药汁里提取了有效成分，称其为青蒿素。至今，用青蒿素治疗疟疾还没有出现失败案例。然而 2006 年，世界卫生组织（WHO）为了防止疟原虫形成抗药性，警告制药公司不要研发唯一有效成分是青蒿素的抗疟药。之前的药物就出现过这种情况，如氯喹，1977 年引入泰国时，它针对疟疾也几乎百分百有效，后来效力却大大下降了。

世界上大约 40% 的人口处在感染疟疾的风险当中。每年都有 100 万到 300 万人死于疟疾，还有 3 亿人感染。全世界应当动员起来，抗击这种疾病。然而，最发达社会对此几乎没有做出反应。由于良好的卫生措施和生活条件，工业化国家事实上已经消灭了这种疾病。越南战争期间，疟疾给美军造成了显著伤亡，传统抗疟药的效果被证明很不理想，美国研究者因此开始研发新药。与此同时，越南民主共和国向中国求助，研究者翻查积满灰尘的药典，于1970年发现了青蒿素。可能由于西方对非官方"民间"医药的轻视，再加上青蒿素的优点最早是在中国"文化大革命"期间公布的（那时人们认为应该以怀疑的眼光看待中国的声明），它被全世界遗忘了。尽管如此，WHO在2001年11月宣布，"全世界治疗疟疾的最大希望来自中国"。根据大众媒体的报道，一名负责抗疟行动的官员表示："青蒿素现在名气如此之大，难以相信（过去那些年里）我们在多大程度上忽略了它。"[2]

在古代，中国的草药知识传到了波斯、埃及和印度。古希腊罗马也栽培草药。古希腊有一群叫作"草医"（rhizotomist）的人，他们不同于医师，可能是半萨满式专业医师的先驱。人们猜测，"草医"掌握黑巫术，在采集药用植物时会举行难以理解的仪式。潘得尼斯·迪奥斯科里斯（Pedanius Dioscorides）是一位周游四方的军医，生活在公元1世纪，罗马皇帝克劳狄（Claudius，公元前10—公元54年）和尼禄（Nero，约41—约90年）治下。他编纂了一本题为《药物论》（De materia medica）的书，列出了1 000种药剂，其中大约600种是植物。之后数世纪里，《药物论》在西方和东方都成了权威医学文本。

在美洲大陆，阿兹特克人拥有关于药用植物的广博知识。同希腊人一样，那里的药贩（他们带来自己的药物，在公共市场上出售）和教育程度良好的医师（他们接受过关于药物性能、分类的理论教导）之间存在区别。这类知识通常父子相传，深受阿兹特克宗教观念影响。阿兹特克人生活的所有方面都同神秘主义不可分割，因此很难明确区分开术士与医师。[3]

阿兹特克皇帝蒙特祖玛一世（Motecuhzoma I，也写作 Montezuma I）拥有巨大的植物园，西班牙征服者入侵阿兹特克期间曾在此驻扎，并赞赏不已。这些园林的主要用途是医学研究，其中植物制作的产品——汁液、粉末、萃取物、浸剂、糖浆、药膏等等——被免费分发给病人，条件是他们同意报告用药的结果。至少使用了 1 200 种不同植物。有些被混合使用，因此可以制作的药剂数量多得让人难以置信。然而有些西班牙编年史家批评道，阿兹特克医师倾向于运用单一药剂，而非当时欧洲常见的多种药物组合——例证之一是著名的"万灵药"（见下文）。他们还批评说，阿兹特克医学没能掌握放血疗法——16 世纪时每名有自尊心的欧洲医师都会发誓，这种做法具有"治愈"效果。

美洲大陆上的第一份草药医学文本是马丁·德·拉·克鲁兹（Martín de la Cruz）用纳瓦特尔语（Nahuatl）——

阿兹特克人的语言——撰写的。他是墨西哥特拉特洛尔科（Tlatelolco）的土著居民，自村落长者那里学习了草药知识。这份文本被胡安·巴蒂亚诺（Juan Badiano）译成了拉丁文，此人也是墨西哥土著。译本被送到欧洲，收藏在马德里皇家图书馆，题为"巴蒂亚努斯手稿"（Badianus Manuscript）。由于历史的兴衰变迁，它落入枢机主教弗朗切斯科·巴尔贝里尼（Francesco Barberini，1597—1679年）手中，被遗赠给梵蒂冈图书馆，在那里被归档为"巴尔贝里尼药典，拉丁文"。这份手稿继续被忽略了将近350年，除了个别学者，无人理会。可是，这份文本具有不同寻常的历史重要性，因为它反映了欧洲人到来前中美洲存在的医学传统。此外，药典中提到的植物90%如今仍在使用，特别是在墨西哥乡村地区。

根据随西班牙军队征服墨西哥的传教士的证言，我们知道，阿兹特克医师能够治愈欧洲医师的所有疗法都毫无效果的慢性病。[4]有证据表明，阿兹特克人当中流行的疟疾疗法要比西班牙人的更加高明。他们是处理战伤的专家，由于生活在战火连年的国家，他们的经验相当丰富。西班牙军医仍然运用野蛮的疗法——将滚油倒在伤口上，或用红热的烙铁灼烧。当时昂布鲁瓦兹·帕雷（见第二章）还没有改革大部分欧洲军队所用的止血方法。而阿兹特克人用的是鸭跖草（*Commelina pallida*)的萃取物,现在我们知道,它可以加快凝血,令血管收缩。有趣的是,中医也用鸭跖草处理伤口。阿兹特克和中国两种文化相隔异常遥远,毫无联系,却各自独立发现了同一种植物的医学用途。这证明古代文献是可信的,也告诉我们这种疗法真正有效。

阿兹特克人也擅长处理烧伤,某些细菌和真菌感染,蛇、蜘蛛、蝎子等有毒动物咬伤。然而阿兹特克医师特别关注的领域之一是产科。之后的科学手段证明他们用来催生的药物可以引起宫缩。密毛蒙塔诺菊(*Montanoa tormentosa*)就是一例,如今墨西哥乡村地区仍然在使用这种药物,将其称作 cihuapatlí。这种植物与其他植物也可以用作堕胎药。

伯纳德·奥尔蒂斯·德·蒙特利亚诺(Bernard Ortiz de Montellano)关于阿兹特克医学的著作是当代最全面的,他指出,民间药物的使用常常是出于错误的原因,但人们后来发现它们也具有一些特性,完全可以被用于医疗。他举出的例子是,有些非洲部落会让产妇喝下新射出的精液,来加速分娩。这种原始疗法完全基于巫术,也就是"让孩子产生的东西必然有助于让他出来"这种观念。[5] 可后来我们发现,精液富含前列腺素,而前列腺素能够有效地引起宫缩,我们也知道,口服的话,仅仅一次正常射精的量就足够引发足月分娩了。

阿兹特克人用一种类似罂粟的植物大花蓟罂粟（*Argemone grandiflora*）治疗疼痛。现在我们知道，薯蓣属（*Dioscorea*）植物含有甾族化合物，《巴蒂亚努斯药典》（Codex Badianus）中对此进行了配图解释，称其用途是消炎。令人好奇的是，虽然某些墨西哥部落以使用致幻蘑菇著称，这本药典却没有提到精神药物。其原因可能是，对这些植物的使用同欧洲殖民之前美洲的前基督教宗教仪式有关，而西班牙殖民地的天主教氛围非常强烈，针对异教的偏见迫使药典编纂者将关于这些植物的内容统统排除在外。

来自前哥伦布时代美洲（虽说并不是墨西哥）的另一种植物产品在医学上也至关重要。金鸡纳树皮起源于南美洲安第斯山区，也被称作"秘鲁树皮"、"耶稣会士树皮"或"奎纳"（quinquina），它含有奎宁和奎尼定——分别可以用来治疗疟疾和心律不齐，还具备一定的镇痛和退热效果。奎宁（金鸡纳霜）是一种苦涩的白色生物碱，长久以来是针对疟疾的特效药，到20世纪20年代才被米帕林之类的人工合成药物取代。在其他药物被证明无效的情况下，它依然能够派上用场。奎尼定同奎宁在化学上有联系，它同样具有一定的抗疟效果，然而因为能够降低心肌的导电性，它现在的主要用途是治疗心律不齐。

关于用"秘鲁树皮"治病这种做法是怎样流行开来的，存在多种不同记载。有的称，当地土著将这种疗法当成秘密严格保守，不让征服者知晓。然而，一名仁慈的印第安人给到他小屋寻求庇护的一名伤兵治了病，秘密因此泄漏。还有的称，印第安社区之外第一个使用奎宁的人是一名叫胡安·洛佩兹·德·卡尼萨雷斯（Juan López de Cañizares）的"科雷希多"（corregidor，省级行政长官）。人们普遍相信，多年以后在 17 世纪，当钦乔（Chinchón）伯爵担任西班牙王国秘鲁总督时，他和妻子都患上了间歇性热病，而这种神奇的树皮治好了两个人的病。重要的是，认识到这种树皮的治疗价值是早期美洲土著居民草药医学的成果之一。令人惊讶的是，这种药物在故土被遗忘了许多年，直到被在欧洲大学接受医学教育的医师们重新引入，才恢复了人气。[6]

耶稣会士将金鸡纳树皮引入欧洲（"耶稣会士树皮"因此得名），那里对这种产品的需求不断增长。在英格兰，一位名叫罗伯特·塔博尔（Robert Talbor）的医师成功地用这种药物治好了查理二世的病，因此在宫廷中赢得了优厚待遇。接下来，塔博尔将"秘鲁树皮"介绍到法国，它在那里真真切切激起了狂热。"英国疗法"（le remède anglais）治好了路易十四的热病。1682 年，诗人拉封丹（La Fontaine）写了一首"致奎纳的诗"，这个主题对诗歌来说不同寻常。在诗中，他将奎纳称作"第二位帕那刻亚"（Panacea，古希腊神话中司医药的女神），是太阳神阿波罗送给人类的礼物。[7]

另一种重要的植物疗法在老普林尼（Pliny the Elder，23—79 年）的《博物志》（*Natural History*）里就有提及。他谈到了一种深色的植物，"仅仅碰一下就能让病人止血，有人叫它 hippuris，还有人叫它 ephedron"。他补充道："它的性能是'支撑'身体（有人翻译成"让肉更紧致"）。将它的汁液放在鼻孔里可以止血，还能防止内脏松弛。（它）……促进排尿，能够治愈咳嗽和端坐呼吸。"[8]

很明显，普林尼提到的是麻黄碱的功效，它是自麻黄属（*Ephedra*）植物中分离出来的化合物。普林尼对它的描述是没有叶子，只有长且分段的枝条。1887 年，一位日本研究者长井长义（Nagajosi Nagai）首次自植物萃取物中分离出麻黄碱，他记录了这种药物的拟交感神经功效（也就是说，同肾上腺素类似）。然而，对这种植物产物的生理学、生物化学、医学用途的深入研究要到1924 年才实现。在北京协和医学院工作的中国研究者陈克恢和年轻的美国医师卡尔·F. 施密特（Carl F. Schmidt）再次分离出了麻黄碱，对其效果进行了透彻的评估。他们给处于麻醉状态的狗注射了这种植物的萃取物，狗的血压明显上升。他们断定，麻黄碱也是一种支气管扩张剂，有助于治疗哮喘（当时人们只清楚茶碱有这种效果）、百日咳和肺气肿。它对血压的影响有助于治疗低血压。不同于肾上腺素，麻黄碱可以口服，就像在古代普林尼描述的那样，他称这种药物是用酒送服的。

数千年来，中国人一直用草麻黄（*Ephedra sinica*）——他们称之为麻黄——这种植物来止咳和止血。古罗马人向中国人学到这种知识的可能性并不大，他们对中国人几乎一无所知。这是两种文化各自独立发现同一种植物的医疗用途的又一个例证，因为没有证据表明，古希腊人或罗马人接触过中医传统。

考虑到组成植物王国的生命形式数以百万计，包括大概 50 万种我们称之为"植物"的物种，探索可以用于医药的新物质潜力巨大。同样显而易见的是，综述这一领域之前完成的所有工作是项让人望而生畏的任务，在这里不可能实现。然而我们必须提及另一种源自植物的药剂，它成了现代医学的核心，那就是洋地黄。

认识到一种植物可以治愈"水肿"（在 17、18 世纪，这一名称包含心脏、肾脏或其他部位的体液积聚）的功劳通常归于苏格兰医师威廉·威瑟林（William Withering，1741—1799 年）。1775 年，他需要治疗一名呼吸困难、双腿肿胀的病人。已知的药物都对这种状况无能为力。

然而他听说有一种对类似病例有效的民间疗法（有传说称，来自一名吉卜赛人），他于是决定尝试，结果疗效很好——他看到病人排出了许多液体，开始更自由地呼吸。这种"秘方"包含许多配料。然而具备丰富植物学知识的威瑟林断定，有效成分在于洋地黄（*Digitalis purpurea Linnaeus*，又称"毛地黄"）这种欧洲常见的植物。已知的洋地黄有 19 种，它们的特征是花朵呈钟形，有些相当细长，像分指手套。

洋地黄是强心剂：它能够加强心肌收缩的力量，有助于排出体内的多余液体（水肿）。它被用于治疗心力衰竭，在治疗心源性水肿上颇有效果。然而，洋地黄不能治疗肾功能不全导致的水肿，出类拔萃的肾病临床研究者理查德·布赖特（Richard Bright，1789—1858 年）后来证明了这一点。威瑟林让病人服用了经过干燥和粉碎的洋地黄叶浸剂，收效各不相同。需要服用的洋地黄剂量因植物种类、一年中所处的季节，甚至同一株植物的不同部位而存在差异。威瑟林增加了剂量，很快达到了会导致中毒的水平，他不得不学习识别中毒的迹象，如呕吐、腹泻、视力变化和意识模糊，这样才能在不良症状出现时马上降低用药量。能发挥疗效的剂量和足以导致中毒的剂量接近，这相当危险，决定正确的用药量也非常困难。人工合成、晶体状、完全标准化形式的这种药剂出现以后，用药难度就降低了。

解毒剂：万灵药、胃石、木乃伊和历史上的其他疗法

看到植物和其他自然产物有助于抗击病魔，人们不可避免地开始尝试各种药物的组合，希望能够加强它们的疗效。他们设计了各种疗法，效果可能值得怀疑，却证明了人类的想象力有多么强大。最好的一个例证是所谓的"万灵药"，它是数个世纪里药物学的主要产品，19世纪时，在药店里还能找到。万灵药［希腊语 theriaké，词源是 therion（野蛮的兽类）和 theriakos（对治疗野兽咬伤有益）］是古代发明的，用来治疗有毒的咬伤，比如蜘蛛、蝎子、患有狂犬病的动物造成的咬伤。罗马帝国时期，军人和官员自一个地区迁往另一个地区时，他们可能会带上万灵药，充当预防措施。这和今天的人们在去传染病流行区之前接种疫苗颇为类似。

有传说称，万灵药是本都（Pontus）国王米特拉达梯六世（Mithridates VI Eupator，公元前 120—前 63 年）发明的。本都位于安纳托利亚北部（今属乌克兰），米特拉达梯六世是冠有这个名字的最后一位统治者。此人在小亚细亚对抗罗马，却被庞培（Pompeius）所征服。他必然是个让人印象深刻的狠角色。他高大强健，是位

残酷的君王，名字的含义经过深思熟虑：米特拉达梯的意思是"密特拉神（Mithras，最重要的波斯神祇，在前琐罗亚斯德教时期是太阳神以及契约和战争之神）的礼物"。他害怕被人下毒暗杀，开始每天都饮用少量毒药，好让毒药对他无效。他这样饮用过许多种毒药。根据普林尼的说法，他是"发现多种解毒剂的第一人，其中一种甚至以他的名字命名"。[9]

事实上，英语中保留了"耐毒药"（mithridate 或 mithridatum）一词，用来指代毒药的解药；"免疫"（mithridatize）一词的意思则是通过逐渐增加服下的毒药剂量，使之对自己无效。传说庞培俘获了米特拉达梯，令他服毒自尽。因为锻炼出了对所有毒药的抵抗力，米特拉达梯做不到这一点，只能死于剑下。

众所周知，罗马人让下毒成了一种精细艺术。皇帝雇用专业投毒者来对付政敌，就像现在的政客雇用竞选经理人一样。然而由于他们自己也会受到这种"迅速清除"的威胁，他们创造了"尝膳者"（praegustatore）这个职位。这些人吞下少量食物，观察会发生什么，以此鉴别是否有毒。这个职位风险很大，在就业市场上的需求也很大。"尝膳者"后来建立了公会组织，自行选举官员。在罗马时代，对新的、更好的解毒剂的需求迅速增长，这一点不足为奇。然而，一开始是解毒剂的药物很快发展成了据说可以有效治疗鼠疫、恶性发烧和其他疾病的复合方剂。没过多久，大家就认为它们事实上可以治疗任何疾病。连那些身强力壮的人也服用它们，当作预防措施。盖伦有一本题为《万灵药》（*Theriaké*）的著作，专门讨论这个主题。

这就是被称作"万灵药"的药剂进入官方医药的经过。推理过程是，如果复合方剂的预期功能是消除有害药物的影响，它就至少得具备要对抗的那种事物的某些元素。因此，治疗蛇咬的万灵药配方必须包含蛇皮、蛇肉或其他爬行类动物的成分。然而人们总是积极地发挥想象力，给医学疗法加上自己的点缀。万灵药越来越复杂，变成了许多种原料的"鸡尾酒"，简直不可思议。原料可能有 40 到 70 种，包括最稀奇古怪、不合规则的，像蝮蛇肉、红没药（一种植物的芳香树胶）、海狸肾、没药、甘草汁、松节油、藏红花等等。鸦片在万灵药中相当常用，可能是由于它是唯一具备显著药理作用、必然能一定程度上减轻病痛的原料。

欧洲中世纪和文艺复兴时期，万灵药的准确配方被当成秘密严格保守。每个国家、每座城市都有自己的独特配方。威尼斯和博洛尼亚因各自万灵药的效力而著称。[10] 由于保密，围绕着这些药剂的神秘色彩得到加强，可能还有助于产生安慰剂效应。整个西方世界非常看重万灵药，若干世纪里，病人和医师都在寻找它们。

中世纪结束时，盖伦学派的教导开始受到质疑。在化学医学这一思想派别的影响下，人们开始在整个自然中寻找疗法。四体液互相作用的理论不再能充分解释人体的复杂构成。这样拓宽视野的一个结果是，药典变得多元化，此时所用的药剂来自动物、植物和矿物界。然而，科学推理还没有将迫切需要的有序方法应用到这一领域，疗法还是那么光怪陆离，变化无常。

众所周知，文艺复兴时期，人们认为胃石——因难以消化的物质而形成的结石，在某些动物（如瞪羚、山羊、美洲驼和其他反刍动物）的胃里可以找到——拥有很神奇的力量。胃石（bezoar，源自阿拉伯语 bazahr、波斯语 padzahr，"让人不受毒药危害的东西"）被用于治疗忧郁症，也用来解毒。根据英格兰女王伊丽莎白一世的官方财产清册（这是在她的继承人即位时编纂的），她拥有"一大块镶嵌在金子里的胃石……还有几块被打成碎片的胃石"。胃石是珍贵的财产，像珠宝一样被慎重收藏着，父母留给子女，当成传家宝。直到 18 世纪，仍有人利用胃石治病。

文艺复兴时期使用的异国疗法包括所谓的埃及木乃伊，还有独角兽的角。当然，这些大多是假货。前者应当是在古埃及坟墓里找到的物质，是自木乃伊裹尸布上提取出来的，或者是木乃伊化或白骨化了的遗骸本身。它们被恰当地研磨，制成可以内服消化或者局部外用的药剂。昂布鲁瓦兹·帕雷评论道，埃及木乃伊有时是在"我们法国"制造的，这样的药物"和自埃及带来的那些一样好，因为它们都毫无价值"。至于独角兽的角，它是一种没有任何人见过的虚构动物的附器，然而在那个轻信的年代，以上事实根本没能阻止人们甘心乐意地对如此珍稀的商品大加尊崇并将其抬到天价。凯瑟琳·德·美第奇（Catherine de Médicis）的叔祖教皇克雷芒七世（Clement VII，1478—1534年）将一片"独角兽的角"（可能是独角鲸长牙的一部分）送给法兰西的弗朗索瓦一世——她新郎的父亲，据说这是一种最有效的抗毒药。

灌肠剂和它们的历史地位

历史上的给药方式同今天基本一致，唯一的例外是晚近发展起来的静脉注射给药。直肠内给药有着相当大的历史价值：灌肠剂或灌肠法在医学史上占了非常大的篇幅，这一发现令人吃惊。灌肠剂（enema，希腊语ἔνεμα，拉丁语infundo，意为"倒进去"）或灌肠法（clyster，希腊语 κλυστήρ，一种灌肠管或针筒，源自 κλυζ ειν，意为"清洗干净或灌药"）的起源相当古老。据说原始人习惯用中空的芦苇秆与河中的活水清洗直肠。古埃及人将这一程序大大复杂化了。《埃伯斯纸草文稿》提供了使用灌肠剂的证据，可以追溯到公元前1400年。一则得到了普林尼、普鲁塔克（Plutarch）、盖伦等权威支持的传说称，这种实践是神圣的朱鹭教给埃及人的，人们相信，朱鹭会以长喙充当喷嘴，按照古代作者的说法，就是"每当它们因额外负担而感觉不适的时候"，就用海水给自己灌肠。在古代历史学家当中，希罗多德写道，埃及人"为健康起见，每月都连续三天用灌肠剂给自己通便，他们相信，所有疾病都来自吃下去的东西"。[11]

众所周知，古埃及人拥有医疗专家（如果在近代科学出现之前能这么称呼他们的话）。根据希罗多德的说法，"那里的医生不计其数，有些专门治疗眼睛，有些专门治疗头部，有些专门治疗牙齿，等等"。[12] 不那么为人熟知的是，在医疗专家当中，有一种被称作"肛门守护者"（nero pehut，有人翻译成"肛门指导者"），拥有这一头衔的医师有权进行直肠给药。[13] 古埃及人异常重视结肠直肠疾病，这并非独一无二。对灌肠剂的高度关注也不局限于这种古老的文化。在人们看来，恶臭、令人厌恶的废物同腐烂衰朽有关：死尸在分解时会发出恶臭，坏疽、腐败、坏死的组织都被认定为污秽而令人厌恶。在大众的想象当中，死亡和废物不可分割，这并不奇怪。所以，要想维持生命与健康，清除体内废弃物就成了当务之急。历史上这种观念始终显而易见，只是程度有所不同。在17世纪的欧洲，这一点异常明显。那个时代兴起了真真切切的"灌肠热"。

据说法国国王路易十四接受过两千多次灌肠，有时一天三四次，《国王健康日志》将这些一丝不苟地记录了下来。它成了例行事务，甚至每日必需。[14] 由于整个宫廷都希望效仿"太阳王"，这一实践广为流传，首先在贵族阶层，然后传播到平民当中。勃艮第公爵夫人有一名侍女叫娜侬·巴比恩（Nanon Balbien），她之前服侍过曼特农夫人（Madame de Maintenon），勃艮第公爵夫人每次参加招待会或舞会前，都要由她灌肠。根据编年史家圣西门 [1675—1755年，全名路易·德·鲁弗鲁瓦（Louis de Rouvroy），圣西门（Saint-Simon）公爵] 的说法，这种灌肠至少有一次甚至是在国王面前完成的，国王看不见这位女士宽大的裙子里正在发生什么。然而，国王注意到侍女跪在她身后，开始疑心，询问是怎么回事。最后别人告诉了他。"什么！"国王惊呼道，"你居然在这里灌肠！""当然，有什么问题吗？"她说。"这是怎么做到的？"说到这里，他们一块儿哈哈大笑。在人们看来，灌肠这种程序能够让女士的肤色更亮，还能够防止因待在过热的宫中——舞会和招待会都是在那里举行的——而头疼。[15]

　　17 世纪的医学著作对这一主题的阐述详细得令人吃惊。我们读到，灌肠剂是根据其特殊性质和成分进行分类的。它们可以具备润肤、通便、止血、镇痛、清洁、催泻、巩固和滋养等功能。杰出的荷兰医师、学者雷尼尔·德·格拉夫（1641—1673 年）——我们之前提到过，他发现了人类卵巢中的卵细胞（见第四章）——写了一本专门论述灌肠的著作《论灌肠》（*De clysteribus*），出版于 1668 年。他在书中论述了"润肤型"灌肠剂：

　　　　润肤灌肠剂——这个称呼很恰当——可以是单一的，也可以是复合的。要是由一种物质制成，如牛奶、温开水、羊肉汤，它们就是单一的。要是利用多种润肤剂，如锦葵、药蜀葵、墙草、紫罗兰等等，用普通的水、牛奶或其他具有润肤效果的液体煎煮成药汁，它们就是复合的。这种做法也很常见：将普通的油、紫罗兰油、甜杏仁油或黄油加到煎煮成的药汁里。[16]

这段引文向我们描述了各种灌肠剂的细节。格拉夫也介绍了每种灌肠剂在医学上的特定适应证，还提供了大量关于这种重要疗法的附加信息。然而，他并没有将人们所用的灌肠剂的所有形式都列出来。当时医学给人的印象是各种治疗手段的拼凑，由许多人煞费苦心地在各自的居住地发展出来，他们都不乐意分享自己的经历或结果，这些手段经常互相矛盾。在英格兰和欧洲大陆的许多地区，人们主张用燃烧烟草获得的烟雾灌肠，来治疗溺水导致的窒息，以及肠扭转和箝闭性疝导致的肠梗阻。这种实践可能是 16 世纪晚期开始的，直到 19 世纪下半叶才被废止。[17] 为了实现这一目的，人们设计了专门的器械：它有一个金属容器，烟草在容器中燃烧，烟雾被风箱推动，经由有弹性的管道进入身体。关于这种特殊流程，《论灌肠》一书的佚名法国译者在脚注中惊叹："对吸烟者来说这是多大的享受呀，两头都可以尽情吸烟！"

关于精神病医学及其疗法的简短说明

由于篇幅限制，本书只会非常粗略地讨论精神病学。19 世纪之前，这一学科几乎不能被看作医学的分支。然而针对精神疾病的疗法很好地说明了，进入近代以来，治疗艺术经历了怎样非同寻常的演化。在古代，对精神疾病的解释经常是在神话或宗教氛围中进行的，人们将其理解成病人被上帝、魔鬼或其他超自然力量附体。决定一个人是否患有精神疾病的并非专业人士的诊断，而是社会。为病魔所苦者由家人照看。当需要约束患者的时候，人们会采用最暴力的高压手段。出现收治患者的专门场所以后，疗法依然相当原始。第一批疯人院野蛮得令人毛骨悚然，镣铐、锁链、约束衣是家常便饭。在大革命之后的法国，进步主义改革者菲利普·皮内尔（Philippe Pinel，1745—1826年）尝试软化约束精神病患者的手段，或减少对这些手段的使用。因此，对患者的态度变得较为仁慈。

这种温和手段的拥护者在意大利是温琴佐·基亚鲁吉（Vincenzo Chiarugi，1759—1820年），在英格兰是塞缪尔·图克（Samuel Tuke，1784—1857年）。19世纪时，医学专业化程度提高，与此同时，人们对过去的残忍手段更加敏感。到19世纪中叶，英国医师约翰·康诺利（John Conolly，1794—1866年）出版了《不用机械性约束治疗精神病患者》(*Treatment of the Insane Without Mechanical Restraints*)一书，获得公众的赞许。然而在所有发达国家，对精神病患者的治疗依然是社会化和手工劳动等进步措施与构想拙劣的残忍程序的混合。这些残忍程序包括冷水浴、旋转椅、电击、隔离，以及危险的大量放血。

在美国，精神病学的演化过程与之类似。"道德疗法"加上各种残酷手段，成了若干新建的精神病院的标准措施。在这些精神病院中，最著名的是康涅狄格州的哈特福特疗养院（1824年建立）、波士顿的麦克林（MacClean）医院（1818年建立）和纽约的布鲁明戴尔（Bloomingdale）收容所（1821年建立）。本杰明·拉什（Benjamin Rush，1745—1813年）被公认为"美国医学之父"（他毕竟是《独立宣言》的签署者之一）。1812年，他出版了一本题为《心理疾病的医学观察与研究》（*Medical Inquiries and Observations upon the Diseases of the Mind*）的著作。拉什是一名敏锐的临床医师，他的教导——对待患者时要深思熟虑，认真尽责，善于分析——直到今天依然是诊断的基本原则。可是，他建议的疗法——包括束缚精神病患者、使用恐吓和大量放血——没能经受住时间的考验。或许也能这样评价拉什对约翰·布朗（John Brown，1735?—1788年）观点的拥护，后者是医学理论家，一度声名卓著，却奇怪得让人烦心（已故英国史学家罗伊·波特说他是"苏格兰的帕拉塞尔苏斯"）。布朗相信，所有疾病都只不过是生物体"应激性"的变化，而这些变化是环境条件导致的。

在法国，由于皮内尔的追随者，特别是让－艾蒂安－多米尼克·埃斯基罗尔（Jean-Étienne-Dominique Esquirol，1772—1840 年）的建议，所有省（département，法国境内由一名长官负责治理的行政区域）都必须建立一座公共收容所，向患有精神疾病的贫民提供医疗服务。埃斯基罗尔相信，所有精神疾病归根结底都是器质性的，也就是说，根源在于大脑的结构或化学异常（"躯体化"）。然而他是关注临床的"巴黎学派"的继承人，对患者进行了极端细致的观察，因此识别出了触发精神崩溃的社会或心理（当时人们将其称作"道德"）要素。他在《论精神病》（Des maladies mentales，1838 年）一书中记录了这些观察结果。

在德意志，威廉·格里辛格（Wilhelm Griesinger，1817—1868 年）也确信精神失常不过是大脑疾病的"症状"或临床表现。然而他承认，精神疾病存在若干诱因，包括头部创伤、遗传、热病和"心理原因"。受人尊敬的历史学家埃尔温·阿克尔克内希特指出，由于格里辛格，"精神病学的领导权传递到了德意志人手中"。[18] 他的追随者接受了他多少有点教条主义的"躯体化"，这种观念至少尝试过将导致精神疾病的身体和心理因素综合起来。

格里辛格确定了精神病学的路线——其明确目的

294

是彻底达成对精神疾病组织基础的科学理解。他的许多追随者在神经解剖学和神经病理学方面进行了可贵的研究。他们强调精神病学和神经病学的一致性。一些杰出的医学研究者——例如卡尔·韦尼克（Carl Wernicke，1848—1905年）——毕生致力于这项事业，他们贡献的重要性怎么强调都不为过。韦尼克的贡献包括失语症（其特征是难以运用和理解言语）的大脑皮层定位、大脑优势半球，以及神经精神病临床表现同特定形式的大脑损伤之间的关联性。

埃米尔·克雷佩林（Emil Kraepelin，1856—1926年）阐释了前辈们的工作，创立了一套精神疾病分类系统，罗伊·波特称之为"今天《精神疾病诊断与统计手册》（*Diagnostic and Statistical Manuals*）的先驱"[19]（《精神疾病诊断与统计手册》的内容不断更新，列举、定义了所有公认的精神疾病，在疾病分类方面是今天精神病医师的"圣经"）。能实现这一成绩，是因为克雷佩林在看待患者病史时采用了"纵向"视角，也就是说，他并没有聚焦于突出症状（幻觉、抑郁等），而是从历时性角度考虑了疾病的整个发展史。

不幸的是，这些辛勤研究并没能对治疗手段产生影响。19世纪晚期，由于进行了许多出色的研究，轻快的乐观主义情绪出现了。然而并没有设计出针对精神疾病的有效疗法，连能持续性改善症状的方法都没有，更别说治愈了。杰出的临床医师、德意志精神病学家格奥尔格·多布里克（Georg Dobrick）沮丧地说："我们知道很多，却什么也做不了。"[20] 精神病患者继续在疯人院里备受煎熬，被社会上的大多数人遗忘，在愁云惨雾的环境里越来越憔悴。纳粹医师被灌输了歪曲的优生学理念，尽力同精神疾病抗争却还是无能为力，因此他们逐渐产生这样的信念也不奇怪：被屠杀的那些人里最好要包括严重的精神病患者，例如所有患了退行性大脑疾病的人。

从一个更冷静的角度看，这幅令人沮丧的医学全景图也导致了极端举措的出现，其中之一是"休克疗法"的发展。根据罗伊·波特富有洞察力的分析，[21] 这些疗法的显著特征是一种令人不安的矛盾心理：一方面，它们反映了心存善意的精神病医师的绝望尝试，他们迫切地想为那一大群遭到抛弃、全无希望的精神病患者做点什么；另一方面，它们可以轻易地让这些无力的患者变成不顾后果、麻木不仁的医师的"实验素材"。

绝望的举措：休克疗法和精神外科学

休克疗法大概源自古代。抽搐惊厥症状让人们印象深刻，被认为是因神祇、魔鬼或精灵缠身造成的。患者倒在地上失去意识，明显进入了恍惚状态，口吐白沫，浑身乱颤，令观者为之大惊。人们认为，这意味着患者被超自然力量控制了。非理性的信念（抽搐惊厥患者被超自然的力量控制着）同观察结果（突然的打击可能会让一个人从昏睡和混乱的状态中清醒过来）叠加在一起，可能导致了这种观念的出现：给患者施加强烈的刺激，是令所谓的"生存最深层源泉"活化的一种方法。[22] 有些临床医师提到了这种观察结果，而它最终被证明是不正确的：癫痫患者基本不会得精神分裂症。甚至出现了一种失败的尝试，即给精神分裂症患者使用惊厥患者的血清，来减轻他们的症状。樟脑——一种东亚树木中获得的有机化合物——也被用作药物。大剂量服用樟脑可以引起惊厥。然而用它充当惊厥药很危险，原因是需要服用的剂量非常接近致死量。

以电击造成惊厥的历史也相当悠久。据说古希腊罗马时期会用活电鳐（或电鳗）放电来治病，包括减轻疼痛。根据一种古老说法，罗马皇帝克劳狄曾这样治疗头痛。[23] 18 世纪时，路易吉·伽伐尼（Luigi Galvani, 1738—1798 年）发现静电发生器产生的电火花能够引起青蛙肌肉抽搐，亚历山德罗·伏打（Alessandro Volta, 1745—1827 年）也进行了类似的实验。随后出现了大量由医师撰写的专著或文章，声称发现了电的治疗性能。威廉·圣克莱尔（William St. Claire，1752—1822年）宣称治好了一名患者"歇斯底里"的惊厥发作（这可能意味着没有显而易见的结构性病变，"歇斯底里"这个词几乎已经从今天的精神病学术语中消失了），詹姆斯·C.司麦斯（James C. Smyth，1741—1821年）也使用了电流，宣称成功治愈了一名失音症患者。

其他许多医师也尝试了电流的医学用途，然而直到1933年，一位来自热那亚的医师乌戈·切莱蒂（Ugo Cerletti，1877—1963年）才演示了，可以用通过大脑的电流引起惊厥，以此替代胰岛素和强心剂。当时会给患者使用剂量足以导致惊厥的这两种药物，来治疗精神分裂症。电休克疗法（ECT）收效更好，然而从一开始这就是有争议的操作，因为会造成记忆障碍和混乱。电休克疗法专家声称，用它治疗抑郁症的成功率高达80%。然而不少人发现，这种激烈（有人认为是残酷）的手段直觉上令人厌恶。此外，人们还不清楚其作用方式——有些人用出了故障的汽车发动机打比方，"砰砰敲一下发动机罩，就又能开了"。

在美国，每年进行10万到20万次电休克治疗。自20世纪40年代到60年代，电休克疗法得到了广泛应用。后来它受到一定程度的怀疑，然而近年来，它又出现了复苏。由于社会上不少杰出人物都接受过电休克治疗，这一医学操作引起了公众的关注。接受这种治疗的有：弗拉基米尔·霍洛维茨（Vladimir Horowitz，1903—1989 年），世界著名钢琴家；詹姆斯·福雷斯特（James Forrestal，1892—1949 年），美国第一任国防部长；迪克·卡维特（Dick Cavett，生于 1936 年），著名的电视谈话节目主持人；塞尔达·菲茨杰拉德（Zelda Fitzgerald，1900—1948 年），艺术家，作家 F. 司各特·菲茨杰拉德的妻子；瓦斯拉夫·尼金斯基（Vaslav Nijinsky，1888—1950 年），知名芭蕾舞蹈家。对有些病例而言，结果非常令人沮丧。诺贝尔文学奖得主欧内斯特·海明威（Ernest Hemingway，1899—1961 年）在明尼苏达州罗契斯特（Rochester）的梅奥诊所（Mayo Clinic）接受了两个月的电休克治疗，随后自杀。"这种毁掉我头脑、擦去我记忆的感觉是什么？那些是我的资本，它让我失业了。"因电休克疗法的副作用而郁郁寡欢的他问道。关于接受这种疗法的体验，美国诗人西尔维娅·普拉斯（Sylvia Plath，1932—1963 年）在半自传体小说《钟形罩》（The Bell Jar）里进行了类似的沉痛描述。她同样选择了自杀。

为了让这种疗法变得更加人道，技术上出现了许多改进。首先给患者注射巴比妥酸盐并使用肌肉松弛剂，以此降低电流诱发的抽搐惊厥的严重程度。在过去，这种抽搐惊厥引发过骨折、脊椎塌陷之类的损伤。另一方面，由于采取了这些措施，有必要增加电流的强度，以达到同使用麻醉剂之前类似的效果，不幸造成大脑损伤的风险因此上升。通过询问得知，绝大多数接受过电休克治疗的患者都报告说，病情有所好转。然而，这一信息的价值遭到了质疑——它是从易受影响的患者那里收集的，而他们刚刚经历电休克疗法，依然稀里糊涂，要是晚些时候再询问，他们的看法可能会改变。关心此事的人群成立了反电休克疗法的组织。在某些国家，如日本、中国、荷兰，电休克疗法很少应用。意大利于1999 年通过了一项法律，严格限制这种疗法的使用。可清晰的现实是，有些严重的精神病患者事实上对所有其他疗法——包括所有可用的药物——都具备抗性，对他们来说，电休克疗法是最后一招，是能够控制精神病严重发作的唯一途径。

不管这种疗法的副作用危害有多严重，它们可能都不像脑部手术那样无法逆转。脑部手术也是治疗精神疾病的一种尝试。若干观察结果——从疾病造成的损害到意外受伤和动物实验——都表明，切断连接额叶和大脑其他部分的神经纤维，会造成情绪和行为改变。第一例脑部手术是葡萄牙医师、神经研究者安东尼奥·埃加斯·莫尼斯（António Egas Moniz，1874—1955 年）在里斯本的一名女精神病患者身上完成的。他将这种手术称作"脑白质切断术"，因为要切断脑白质。后来，他的美国接班人给这种手术起的名字是"额叶切除术"，因为它要截断额叶——行为错乱理论上是这一区域的责任——和大脑其他部分之间的联系。不幸的是，受术者变得消极、冷漠，他们不能集中注意力，表现出来的情感很少甚至完全没有。埃加斯·莫尼斯颇有教养，是医师，也是政治家，曾任葡萄牙驻西班牙大使，"一战"结束、德国投降后签订的《凡尔赛和约》上，他是签字人之一。他获得了1949年诺贝尔生理学或医学奖。65岁那年，埃加斯·莫尼斯博士被一名他治疗过的精神分裂症患者开枪击中后背，但幸存下来，80多岁时才在他出生的葡萄牙农场里去世。

野心勃勃的美国医师沃尔特·弗里曼（Walter Freeman，1895—1972年）热切地阅读了关于埃加斯·莫尼斯经验的报告，以一种无异于福音派信徒的激情着手建立自己的系列病例。起初他同一名神经外科医师詹姆斯·W. 瓦茨（James W. Watts）合作，但两人发生了争吵。虽然没接受过外科训练，可通过在尸体身上试验，弗里曼摸索出了简化版手术程序，决定单干。手术流程简单且可怕、残酷，令观者心生厌恶。在施行局部麻醉的情况下，一个非常像冰锥的器械通过眶顶——就在眼球上方——被敲进大脑。这支"冰锥"在那里深入脑实质大约5厘米，手动划出大弧，以制造显著的切痕，毁坏脑白质。患者是醒着的，会被问几个问题，或被引导着倒着数数。一旦出现思维混乱的迹象，就停止手术。

弗里曼自己进行了大约3 000例额叶切除术，在各州开展演说和示范。他的不少追随者设计了这种外科手术的技术变体。世界范围内进行了数万例额叶切除术，1931年到1951年，光是美国就有18 000例。接受这种手术的不乏名人。电影明星弗朗西丝·法默（Frances Farmer）是名美丽聪慧的女性，在瓦尔特·弗里曼开展额叶切除术的一家医院，她被诊断患有躁狂抑郁症。在当时，额叶切除术是种极受欢迎的治疗手段，它可以迅速而廉价地控制不守规矩的病患。然而，她是否接受了手术尚有争议。而众所周知的是，弗里曼确实给罗斯玛丽·肯尼迪（1918—2005年）——遇刺的总统约翰·F.肯尼迪（1917—1963年）的妹妹——做了额叶切除术。对这一悲剧性事件的通常描述是，她患有与情绪波动有关的轻度精神发育迟滞，而此病被认为可以通过额叶切除术治愈。患者接受了手术，却陷入了凄惨的处境，智力大幅下降，失禁，生活不能自理。86岁时，她在一家收容精神障碍者的机构里去世。

这类事件激起了大规模抗议。媒体一度欢呼雀跃，将额叶切除术形容成重大的医学突破，一种"外科魔术"般快捷而干净的方式,可以让严重精神失常者恢复清醒。此时它暴露出了本质:它是一种强加给人们的不顾后果且无法逆转的损毁,其基础是对人类心智运作方式过度简单化的设想。到了 20 世纪 50 年代中期,这种手术已名声扫地,如今医学共同体也对它大加谴责。

精神分析和最近的观点

19 世纪时,针对现有疗法的无能为力和"躯体论"一成不变的教条主义,存在另一种反应。更加动态地看待精神疾病的方法出现了,它基于心理学解释,而非具体器官。它同样广泛应用了催眠术,因而让人想起关于精神疾病的鬼神学或心灵观念。最终它会发展成精神分析学说。根据有些学者的提法,它是唯一能让我们"将精神疾病当成基本隐私,没必要写到疾病登记簿里"的视角。[24]

精神分析的先驱当中,必须特别提及让－马丁·夏尔科(Jean-Martin Charcot,1825—1893 年),他广泛应用催眠术,在巴黎巨大的萨尔佩替耶(Salpêtrière)医院中进行了相当戏剧性的演示。奥地利人西格蒙德·弗洛伊德(Sigmund Freud,1856—1939 年)当时还年轻,是神经学家,前来跟随夏尔科学习。在萨尔佩替耶度过的时

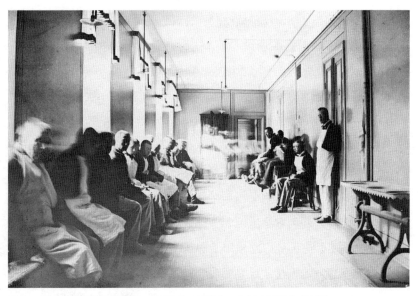

图 8.1　瑞典瓦斯泰纳精神病院 H 栋的平日候诊室，专门为男性患者开设，照片拍摄于 1900 年前后

光改变了他未来的整个方向。弗洛伊德回到维也纳，同约瑟夫·布洛伊尔（Josef Breuer，1842—1925年）合作，发展出了关于神经官能症的性起源和当时称作"歇斯底里"的疾病的理论。没多久，布洛伊尔的观点——强调的是生理学概念——就同弗洛伊德的分道扬镳了，后者强调的是心理机制和精神分析的发展。

精神分析在20世纪的医学史上影响深远。在弗洛伊德揭示动态无意识、被压抑的欲望、梦境的含义、婴儿性欲的存在以后，看待人类心智运作的方式发生了重大改变。由于他的理论，出现了许多思想流派，它们假定所有个体都具备潜意识或潜在的疯狂。精神分析学家提出了这种观念：在正常心理发展过程中，孩童要经历特定阶段，而这些阶段同心智功能失常的成年人的病态发作相近。"正常"与"病态"之间的显著区别因此模糊了。人类学家将这种观念外推到了原始社会的组织类型或阶段上，在演化过程中，它们大概要经历"口唇期"和"肛门期"[a]。而在试图阐明孩童和精神病患者

---

a 弗洛伊德所划分的个体性心理发展的最初两个阶段。口唇期又称口欲期，约从出生到1.5岁，性力集中在口部，靠吮吸、咀嚼、吞咽、咬等口腔活动获得快感。若婴儿在这一阶段获得满足，长大后会具有正面口腔性格（oral character），如乐观开朗。反之，若此阶段的口腔活动受到过分限制，长大后将出现被称作口欲滞留（oral fixation）的不良影响，如遇到挫折时向成人寻求依赖、口欲施虐（不自觉咬坏他人或物品）、负面口腔性格（悲观、退缩、猜忌、苛求等），甚至在行为上表现出咬指甲、烟瘾、酗酒、贪吃等。

特有的价值观和表达时，人们也运用了源自人类学的观念。

所以，不管精神分析被认为有多大的局限性（自然有人批评它），其创始人西格蒙德·弗洛伊德都是 20 世纪最伟大的知识分子之一。他观点的影响超出了医学范围，进入了社会学、人类学、哲学、文化史等诸多领域。这种影响因阿尔弗雷德·阿德勒（Alfred Adler，1870—1937 年）、卡尔·古斯塔夫·荣格（Carl Gustav Jung，1875—1961 年）等卓越弟子的努力而长存，哪怕这些弟子抛弃了老师的观点，开创了自己的体系。

近年来，精神病治疗的希望一直围绕着情绪改变剂的发展。从 20 世纪 40 年代以来用于治疗躁狂抑郁症的锂盐开始，出现了一系列抗抑郁药物和抗精神病药物。安定这种镇静剂成了世界上应用最广泛的处方药。自 1988 年投入使用以来，百忧解是应用最广泛的抗抑郁药物，世界范围内有数百万人服用。有效的精神药理

（接上页注）

肛门期约从 1.5 到 3 岁，性力集中在肛门。在这一阶段，父母开始对幼儿的便溺行为立下规矩，加以训练。如果父母的要求能配合幼儿的自控能力，就可以建立良好习惯，使幼儿长大后具有创造性与高效性。如果父母训练过严，与幼儿发生冲突，则会导致所谓的肛门性格（anal character）：一种是肛门排放型性格（analexpulsive character），表现为邋遢、浪费、无条理、放肆、凶暴等；另一种是肛门克制型性格（anal-retentive character），如过分干净、过分注意条理和小节、固执、小气、忍耐等。——译者注

物质的存在，让人们感到有望解除收容所内精神病患者所遭受的束缚，将他们当成非卧床患者来对待，显著降低照看精神病患者的开销，确保患者能够尽快重新融入社区。

不幸的是，这些希望还没能成真。精神病学仍然是个富有争议的领域。在世界许多地区，对待精神病患者的态度还是排斥和束缚。后一种态度倾向于将患者集中到大型机构里，而这些机构通常采取严酷的高压手段。基本问题还没有得到解答。关于精神正常状态的定义以及它同病态的区别，人们还是争论不休。这一问题的核心是关于精神疾病成因、起源的关键性难题：它在多大程度上是纯粹生物性的，可以用医学技术来改变？它在多大程度上是一种源自社会状况——特别是个体家庭结构、教育背景、社会经济压力——的"偶发症状"？

无论答案如何，这一点都是明确的：工业化社会——这种模式被强加给了当今世界的绝大部分地区——的许多因素都会破坏心理功能的稳定性。城市化的发展、快节奏的文化变迁（因此需要不断适应新文化）、人群迁移（一度提供情感保护的支持网络随之丧失）、无时不在的各种物质成瘾威胁（其中有一些无处不在，例如酒精），所有这些因素都预示着未来迫切需要某种形式的精神药物。

第九章 一些结论性想法

那些以全景式（用比较夸张的话说是"奥林匹斯山众神式"）视角看待医学史的人必然会发现一幅反差巨大的图景。自古希腊人的时代到 20 世纪初，画面大致是一片荒芜：在过去，婴儿死亡率至少是十分之一；肺结核、白喉、风湿热、破伤风、肺炎、脑膜炎等传染性恶疾肆虐，夺走大量生命，无论年龄、性别、社会阶层、财富、才智如何；女性生育时要经历剧烈的痛苦，危险也始终存在；理性时代到来之前，新生儿夭折相当常见，无数新生儿因疾病、杀婴、照顾不周而死亡。

就减轻这些苦难而言，医学能做的微乎其微。它始终被困扰着——关于最致命的疾病几乎一无所知，疗法也只是经验主义的。医师们只能尽量对抗足以致死的疾患，安慰为之所苦的病人，劝告幸存者认命，运用能拼凑起来的零碎观察结果聊胜于无地缓解病情。直到19世纪，真正具有药理效果的物质还屈指可数：鸦片、奎宁、洋地黄、汞（是毒物，也是治疗梅毒和皮癣的药物）、秋水仙碱（抗痛风药），再没有多少了——连阿司匹林都没有，19世纪末它才得到合成，然后在20世纪大规模投产。"在人类知识的所有分支当中，"19世纪下半叶一位苏格兰历史学家写道，"医学获得的成果明显是最不完善也最不持久的。"[1]毫无疑问，他是正确的。

医师们由于无力完成指定任务，经常遭到嘲弄。他们采取的放血、禁食、灌肠、拔罐等做法给无穷无尽的笑话提供了素材，然而与此同时，人们的期望值也不高。找医生没什么用，大家都知道，所以为什么要责怪他呢？医师们的社会地位自然也相当有限，除了特别有名的那些例外，他（行医者通常是男性）的权力并不大。这符合逻辑，因为就算他尽了全力，对大家健康状况的影响也微乎其微。我们不禁疑惑，拿医师来取笑这种做法背后的理由是什么。很清楚的是，对医师行业的嘲弄延续到了今天，漫画家、剧作家、各类讽刺作家都还在这么做。原因可能是，由于不能杜绝折磨我们的疾病，我们就将大笑当成一种"驱魔"的象征性礼仪。实际上，让医学和从事这一职业者变成嘲笑的目标，是一种作弄威胁着我们的邪恶力量的象征性方式，凭借笑话与嘲弄，也能够让它们在一定程度上远离。

然而在过去的一百年里，这幅图景发生了异常引人注目的转变，医学对社会的影响相当深远。在一个世界人口差不多每40年就翻一番的时代，医学研究制造的避孕药片不仅抑制了工业化国家的人口爆炸，也影响了女性的社会地位，根本性地改变了传统的性别观念。在许多前沿领域，医学进步挑战了旧有的假设和根深蒂固的态度。曾经得到广泛接受的观点忽然成了陈词滥调。由于生殖技术的发展，人们不得不重新思考最受珍视的概念——家庭、母性、亲子关系。这一点大概是公认的：光是青霉素的发现就让数百万本会死于伤病的人活了下来。多种抗菌剂、性激素和其他具有强烈药理效果的物质紧随其后，改变了数百万人的生活。因此，医学能够改变社会，根据我们自己的意图抑制或促进人口增长。按照某些观察者的看法，过去五十年里的医学突破所拯救的生命数量，已经超过了医学出现以来的其他任何时期。[2]

很明显，医学科学已经让人们的寿命超过了历史上的其他任何时期。在美国，预期寿命自1940年的62.9岁上升到1990年的76.7岁，这种上升一定程度上反映了婴儿和儿童死亡率的下降（改善营养状况和公共卫生带来的结果），但与此同时在高龄群体取得的进展也同样激动人心。例如对于时年 65 岁的人，1950 年时的预期寿命是 78.9 岁，而 1998 年则增加到了 82.8 岁。对 1998 年时达到 75 岁的那些人而言，考虑到他们明显高出一般水准的生命力，平均预期寿命是 88 岁。[3]

最近的发展带来了广泛而不受限制的乐观主义。不难看到这样的主张：至今不能克服的可怕医学难题在几年或几十年里就会得到解决。这些医学难题包括遗传性疾病（现在已有基因修正技术）、恶性肿瘤和严重的神经损伤（如造成瘫痪的外伤中所存在的那种）。媒体推波助澜，描绘了这种乌托邦式的景象，向所有新的技术进步致意时，都说它们是"科学突破"，媒体对其越一无所知，就越赞不绝口。

这一点的结果是，出现了对医疗服务的非凡需求，医疗机构因此大大扩展，超出了最夸张的预想。这一行业面临的压力非常大。人们被引导着去相信现代医学能让天堂般的生活变成可能，在身体美（通过整形手术获得"时尚身体"）、活力、无痛以及不为衰老所苦的长寿等方面，任何人都拥有不受限制的权利。最容易受到影响且消息不灵通的那些人甚至真心觉得，长生不老是可以实现的目标。因此，医师在某种意义上沦为他们自己成功的受害者，必须每天面对治疗所有想得到的病痛的需求，包括同正常生理过程相关的那些，例如更年期。所有生命事件看起来都被"医学化"了。

然而，各种警示的声音一直存在，给我们发来让人担忧的信息，令这幅灿烂图景失色。医源性疾病的增长不成比例。新的传染病出现了，我们对此毫无准备，比如马尔堡和埃博拉病毒导致的那些。旧的传染病也卷土重来，比如威胁着我们生命的流感。对阿尔茨海默病等折磨老年人的病痛的理解还非常有限，更别说控制了。事实上，慢性病已经取代急性传染病成为人们的主要死因。目前，最常见的身体失调是主要影响老年人的严重疾病，例如心脏病（1998 年时美国全部死亡案例中 31% 是它导致的）、恶性肿瘤（23.2%）、脑血管疾病（6.8%）。[4] 这对医学来说是一场"皮洛士式的胜利"[a]，它延长了我们的生命，却让我们陷入新形式的不幸。因此，兴高采烈变成了焦虑不安——我们意识到，在有些情况下医学只是为我们赢得了更多生病的时间。

除了这些问题，还有外来压力的影响，它进一步扭曲了医学的形象，使医学在社会中的角色性质含糊不清。医学的功能在哪里终结？可疑的逐利者出现了，企

a 皮洛士（Pyrrhus）是古希腊伊庇鲁斯国王，公元前 279 年，皮洛士入侵阿普里亚，在阿斯库路姆战役中击败罗马军队，但是自身也损失惨重。部下在对他表示恭贺时，皮洛士表示，"如果这种胜利再发生一次，你我都无法回国了"。后人称这种得不偿失的胜利为"皮洛士式的胜利"。——译者注

图将人类生活的所有方面"医学化"。媒体不间断地给大制药公司打广告，相当重要的一点是，医疗行业本身也发挥了可怕的影响力，扩大对可治疗疾病的诊断，以这种方式尽可能将数量最多的潜在患者网罗其中。《纽约时报》上最近刊登了一篇社论，批评美国高血压学会努力放宽对高血压心血管疾病的定义。美国高血压学会提出的概念在界定这一失调时，将不纯粹基于血压读数（之前就是这样做的），还增加了其他标准，如某些风险因素和生化标记物。[5] 根据新标准，数百万现在不会被界定为高血压的人将被归入这一范畴。

社论之所以批评美国高血压学会，是因为制定新定义的努力得到了大型制药公司的重金支持。这些公司明显对将更多药品卖给更多人感兴趣。虽然美国高血压学会没有推荐特定疗法，可是明摆着，只要允许制药公司资助——以最慷慨的水准——晚宴演说之类的适合推广新定义的活动，就会出现公益与私利之间的冲突。此类事件增强了以下指控的公信力：医疗-工业机构——"医疗商业"——和大众传媒已经走上了将一切"医学化"的道路，而且不受约束。而这一点的前提是，**所有人都有哪里不对劲**——当然，必须得到治疗。

今天，和之前一样，向医生或更宽泛意义上的治疗者寻求医疗帮助，是以信任为基础的。要想让疗法取得

314

最佳效果，患者就必须相信其功效和治疗者的能力，信任和暗示要素在这里分量不轻，这也是公认的。毋庸赘言，安慰剂效应这一令人印象深刻的现象是这一论断的最好证明。可是要培养起信任和信赖，就必须先建立起稳固的人际关系，这反过来又需要患者和医师之间的对话（这个话题讨论过许多次）。由于卫生服务组织中普遍存在的状况，这类对话似乎很难有效进行。至少在某些西方国家，强加于社会的工业模式已经根本性地改变了传统的医患关系。

在这种模式下，医生变成了"卫生服务的提供者"，患者则是"顾客"。自20世纪中期开始，某些社会学思想流派就指责说，医学界凭借专业性实行统治、支配，污蔑、牺牲了向医学界求助的那些毫无防备的人。有人主张，"医生"与"患者"这两个旧有的术语带有关于统治和支配的负面内涵，因此应该改变用词。同语言变化相关联，工业方法和体系在医疗领域得到了应用，以提高效率。然而这种外推经常是不加批判的，所以在新模式下，医学之路变成了工业之路。这将事与愿违。在移植工业模式最彻底的领域，所有医疗活动都被严格编成了"法典"，医患关系则被减到最低限度。某些情形下占主导地位的理念是，在可能的最短时间里诊治数量最多的病患——不祥地让人想起装配流水线。昔日，医师孜孜不倦地磨炼心理安抚技巧和田园牧歌形式的慰问，十分慷慨地将其用在病人身上（因为缺乏更有效的治疗手段）。而现在，这会被归类成"不会有回报的"医疗活动。

然而，病人看待自己疾患的视角同这些困惑并不相容。对受病痛折磨的人来说，它是一种落在所有理性或科学考量之外的经验。患者会最热切地恳求获得任何在他们看来能够让自己摆脱极度痛苦的困境的药剂。今天，和之前一样，病人最开始会去找医师。然而在这个对医疗的期望值出现"膨胀"的年代，医师的形象改变了，可能无法回应病人最深切的渴望。因此病人会诉诸医学的替代形式，自古以来，它们就同更"正统"或更"主流"的各种治疗艺术并存。如今它们同一般认为更"科学"的医学共存，而且顺便提一句，在历史上也是这样的，二者实现了完美的智力共享。

学者们已经指出，以科学技术非凡发展为特征的年代同样是最适合非理性的大众运动扩散和对神秘学、超自然、不可解释的事物兴趣飙升的年代。米尔恰·伊利亚德（Mircea Eliade）指出，20世纪的最后25年是在空间技术、生物科学上成就斐然的时期，理性头脑在别的方面也大获全胜。然而恰恰是在这一时期，大众对神秘学、占卜、神话学、秘传教义的兴趣出现了爆炸性的复苏。[6]这种状况一直持续到今天。与探索外太空、完成之前从未梦想过的器官移植同时，数量空前的人以塔罗牌占卜或占星为生。如今，在电视节目里宣读或以印刷品形式出版的占星术内容数量空前，以此指导自己行动的人也比过去任何时期都多。

在这种情况下，医学并不能置身事外。患者们被超出承受力的重负压垮了，又无法在"科学"的医学中找到所需的精神慰藉和关注，就转而求助于能提供整体性关照的替代疗法。所以，东方医学、瑜伽、冥想、顺势疗法和一切因独创且神秘的特性令患者印象深刻的疗法都赢得了无与伦比的人气。在这些疗法当中，一部分是新的，一部分却相当古老，在新的伪装下重生。医学史揭示了许多这类实践的"循环性"。例如，针刺疗法一直被看作自东方引进的新事物，然而17世纪造访中国宫廷的耶稣会传教士，以及同中国建立商贸往来的荷兰海员已经将它带到了西方。有翔实的证据表明，针刺和艾灸疗法在西方存在了很长时间，[7]时而大受欢迎，时而默默无闻。

医学面临着来自外部和内部的挑战。前者是技术和科学问题，而后者是它自身的结构和发展导致了窘境。第一类问题令人望而生畏，因为包含了异常深刻的谜题，如大脑的运作、我们遗传特征的最精妙细节。然而，如果过往的表现具有预测价值，我们或许可以相信人类的聪明才智和创造力，凭借这些出色的力量，人类解决过最棘手的难题。第二类问题涉及医学自身的核心，需要进行深刻内省。医师不得不确定自己领域的界限。他们必须提供这些问题的明确答案：什么构成了疾病（就精神病学而言，研究这一问题绝非浪费光阴）？医师的努力应该延伸多远？他们必须认真对待由来已久的存在主义问题并做出决定：不存在疾病的世界是否可能，是否值得追求？也许，疾病是不可避免的，医生的角色仅仅是让痛苦最小化，让我们的负担更能够忍受也更人道。总之，他们必须找到强化相应技能和态度（它们会让医生关心和理解全人类的需求）的方式。在行医所必须承担的沉重负担之外，这些技能是否可以通过教学获得是医疗行业面临的最重要难题之一，特别是在一个似乎不利于培养这些品质的医疗护理体系当中。

致谢

感谢威尔·墨菲（Will Murphy），他的大量建议与细心的编辑工作提高了此书的明晰度和可读性。

非常感谢我妻子 Wei Hsueh 博士，在写作此书的漫长时间里，她耐心提供了一如既往的支持。

注

释

第一章　解剖学的兴起

1. Maurice Leenhardt, *De Komo* (Paris: Gallimard, 1947), pp. 54–70.

2. 关于希罗菲卢斯的生平和著作，见 Feridum Acar et al., "Herophilus of Chalcedon: A Pioneer in Neuroscience," *Neurosurgery* 56, no. 4 (April 2005): 861–867。关于亚历山大城的著名图书馆，见 Paul H. Chapman, "The Alexandrian Library: Crucible of a Renaissance," *Neurosurgery* 49, no. 1 (July 2001): 1–14。以下著作对了解埃拉西斯特拉图斯关于心脏瓣膜和心脏解剖的深刻见解很有价值：R.C.S. Harris, *The Heart and the Vascular System in Ancient Greek Medicine, from Alcmaeon to Galen* (Oxford, England: Clarendon, 1973).

3. Paul Moraux, *Galien de Pergame: Souvenirs d'un médecin* (Paris: Les Belles Lettres, 1985), pp. 113–114.

4. 关于伊斯兰医学的概况，见 Lucien Leclerc, *Histoire de la Médecine Arabe* (2 vols.) (Paris: Ernest Ledoux, 1876); Manfred Ullman, *Islamic Medicine* (Edinburgh: Edinburgh University Press, 1997); John R. Hays, *The Genius of Arab Civilization: Source of Renaissance* (New York: New York University Press, 1975) (also the edition by MIT Press, 1983); Edward Granville Browne, *Arabian Medicine* (Cambridge, England: Cambridge University Press, 1962).

5. Colin A. Ronan (abridger-editor), *The Shorter Science and Civilisation in China,* vol. 1: *An Abridgement of Joseph Needham's Original Text* (Cambridge, England: Cambridge University Press, 1st paperback ed., 1980), pp. 71⁻73.

6. Nancy G. Siraisi, *Medieval and Early Renaissance Medicine: An Introduction to Knowledge and Practice* (Chicago: University of Chicago Press, 1990) (下文简称为 *Medieval and Early Renaissance Medicine*)。

7. Charles D. O'Malley, *Andreas Vesalius of Brussels* (Berkeley: University of California Press, 1964). 虽然出版于 40 多年前，这本由加利福尼亚大学杰出的医学史教授所写的著作可能依然是最优秀的维萨里英文传记。

8. Meyer Friedman and Gerald W. Friedland, *Medicine's 10 Greatest Discoveries* (New Haven, Conn.: Yale University Press, 1998).

9. Roger Caillois, *Au coeur du fantastique* (Paris: Gallimard, 1965).

10. 可以找到这一章的英文译本。见 R. J. Moes and Ch. D. O'Malley, "'On Those Things Rarely Found in Anatomy,' an annotated translation from the *De re anatomica* (1559)," *Bulletin of the History of Medicine* 34 (1960): 508⁻528。

11. Leonard D. Rosenman, "Facts and Fiction: The Death of Saint Ignatius of Loyola," *Surgery* 119, no. 1 (1996): 56⁻60.

12. Antonio Mezzogiorno and V. Mezzogiorno, "Bartolomeo Eustachio: A Pioneer in Morphologic Studies of the Kidney," *American Journal of Nephrology* 19 (1999): 193⁻198.

13. "Fabricius ab Aquapendente (1537–1619), Preceptor of Harvey," *The Journal of the American Medical Association* 198 (October 1966): 178–179. 还可参见 A. H. Sculetus, J. L. Villavicencio, and N. M. Rich, "Facts and Fictions Surrounding the Discovery of Venous Valves," *Journal of Vascular Surgery* 33, no. 2 (February 2001): 435–441。这份期刊上登出了一篇相关的评论：*Journal of Vascular Surgery* 33, no. 6 (June 2001): 1317.

14. Fabricius of Aquapendente, *The Embryological Treatises of Hieronymus Fabricius Aquapendente,* with introduction, translation, and commentary by Howard B. Adelman (2 vols.) (Ithaca, New York: Cornell University Press, 1942, reissued 1967).

第二章　外科学的兴起

1. 关于古代秘鲁环钻术的历史和参考文献，见 Raúl Marino, Jr., and Marco González-Portillo, "Preconquest Peruvian Neurosurgeons: A Study of Inca and Pre-Columbian Trephination and the Art of Medicine in Ancient Peru," *Neurosurgery* 47, no. 4 (October

2000): 940–950。关于史前疾病、古代医学的有益而广博的探讨，见 Don Brothwell and A.T.D. Sandison, *Diseases in Antiquity* (Springfield, Ill.: Charles C. Thomas, 1967)。

2. 引自：Marino and González-Portillo (ibid.); F. Graña, E. B. Rocca, and L. R. Graña, *Las trepanaciones craneanas en el Perú en la Epoca Prehispánica* (Lima, Peru: Imprenta Santa María, 1954); S. A. Quevedo, "Un caso de trepanación craneana en vivo, realizado con instrumentos pre-colombinos del Museo Arqueológico," *Revista del Museo del Instituto de Arqueología* (Peru) 22 (1970):1–73.

3. Guido Majno, *The Healing Hand: Man and Wound in the Ancient World* (Cambridge, Mass.: Harvard University Press, 1975) (下文简称为 *Healing Hand*). 关于古代人对创伤的内科学和外科学观念，这一异常引人入胜的非凡研究堪称经典，在接下来许多年里对研究古代医学的学生而言都将是必读书。马伊诺医生是一位卓越的病理学家，他不满足于参考书面资料，还用现代实验室中的测试手段对古代文本中描述的程序进行了分析，从而实际上测验和说明了某些种类蚂蚁 [如布氏游蚁（*Eciton burchelli*）等] 的头部充当外科材料时的有效性。还可参见 E. W. Gudger, "Stitching Wounds with the Mandibles of Ants and Beetles: A Minor Contribution to the History of Surgery," *The Journal of the American Medical Association* 84 (1925): 1861–1864。

4. 七十卷的《医学文集》当中，只有二十五卷传世。近年来出现了其中两卷的英文译本（译自希腊文）：Mark Grant, *Dieting for an Emperor: A Translation of Books 1 and 4 of Oribasius Medical Compilations with an Introduction and Commentary,* vol. 15, *Studies in Ancient Medicine* (Leiden: Academic Publishers E. J. Brill, 1997).

5. 关于埃伊纳岛的保罗对外科学——特别是整形外科学——的贡献，见 Raffi Gurunluoglu and Aslin Gurunluoglu, "Paulus Aegineta, A Seventh Century Encyclopedist and Surgeon: His Role in the History of Plastic Surgery," *Plastic and Reconstructive Surgery* 108, no. 7 (December 2001): 2072–2079。此文的参考书目里包含了埃伊纳岛的保罗著作的英文译本。

6. M. Pasca, "The Salerno School of Medicine," *American Journal of Nephrology* 14, nos. 4–6 (1994): 478–482; E. de Divitiis, P. Cappabianca, and O. de Divitiis, "The 'Schola Medica Salernitana,' the Forerunner of the Modern University Medical Schools," *Neurosurgery* 55, no. 4 (2004): 722–744 (discussion on pp. 744–745).

7. Siraisi, *Medieval and Early Renaissance Medicine,* p. 161.

8. "Vie d'Ambroise Paré," chap. 2 in *Ambroise Paré: Textes choisis. Presentés et commentés par Louis Delaruelle & Marcel Sendrail* (Paris: Les Belles Lettres, 1953), p. 27.

9. 近期出现了一部精心撰写的约翰·亨特传记：Wendy Moore, *The Knife*

Man: *The Extraordinary Life and Times of John Hunter, Father of Modern Surgery* (New York: Broadway Books, 2005). 更早的著作包括 J. Dobson, *John Hunter* (London: E. S. Livingstone, 1969); Gloyne Roodhouse, *John Hunter* (London: E. S. Livingstone, 1950); J. Kobler, *The Reluctant Surgeon* (London: W. Heinemann, 1960)。

10. Majno, *The Healing Hand*; 见该书第六章注释 81，第 508 页。

11. F. S. Haddad, "The *spongia somnifera*," *Middle East Journal of Anesthesiology* 17, no. 3 (2003): 321–327. 还可参见：M. S. Takrouri and M. A. Seraj, "Middle Eastern History of Anesthesia" (editorial, historical article), ibid. 14, no. 1 (1997): 3–6; Takrouri and Seraj, "Middle Eastern History of Anesthesia," ibid. 15, no. 4 (2000): 397–413. 这篇文章里表达了对中世纪阿拉伯医师采用的吸入麻醉术效力的怀疑：P. Prioreschi, "Medieval Anesthesia. The spongia somnifera," *Medical Hypotheses* 61, no. 2 (2003): 213–219.

12. F. Darwin (ed.), *Charles Darwin: His Life Told in an Autobiographical Chapter and in a Selected Series of His Published Letters* (2 vols.) (New York: D. Appleton & Co., 1898), pp. 11–12. 该书另一版本为 *The Life and Letters of Charles Darwin* (2 vols.) (New York: Basic Books, 1959)。

13. 内外科医师威廉·布鲁恩（William Bullein）于 1562 年所述。转引自 Christopher Lawrence, "Medical Minds, Surgical Bodies: Corporeality and the Doctors," chap. 5 in Christopher Lawrence and Steven Shapin, *Science Incarnate: Historical Embodiments of Natural Knowledge* (Chicago: University of Chicago Press, 1998), p. 183。

14. Matthew Turner, *An Account of the Extraordinary Medicinal Fluid, Called Aether* (London: J. Wilkie, undated edition, c. 1761); 可以在网上浏览，收入谷登堡电子文本项目（Project Gutenberg e-text, e-book no. 12522）：www.gutenberg.org./dirs/etext93/pimil10.txt（2006 年 2 月 3 日访问）

15. 这篇关于威廉·托马斯·格林·莫顿的传记性文章收集了其亲属的回忆：E. L. Snell, "Morton's Discovery of Anesthesia," *The Century: A Popular Quarterly* 48, no. 4 (August 1849): 584–589. 可以在网上浏览：www.cdl.library.cornell.edu/gif-cache/moa/cent/cent004800594.TIF6.gif（2005 年 10 月 1 日访问）

16. H. J. Bigelow, "Insensibility During Surgical Operations Produced by Inhalation," *Boston Medical and Surgical Journal* 35 (1846): 379–382.

17. James Young Simpson obituary, *British Medical Journal*, May 14, 1870, p. 505.

18. Charles D. Meigs, *Females and Their Diseases* (Philadelphia: Lea & Blanchard, 1848), p. 40.

19. 对 "游走肾" 这一主题的综述，见 Sandra Moss, "Floating Kidneys: A Century of Nephroptosis and Nephropexy," *The Journal of Urology* 158, no. 3 (September 1997):

699–702. 还可参见 D. L. McWhinnie and D. N. Hamilton, "The Rise and Fall of Surgery for the 'Floating' Kidney," *British Medical Journal* 288 (1984): 845。关于近年来这一疾病处理经验的报告，参见 Osama M. Elashry, Steven Y. Nakada, Elspeth M. McDougall, and Ralph C. Clayman, "Laparoscopic Nephropexy: Washington University Experience," *The Journal of Urology* 154 (November 1995): 1655–1659。

20. Kathleen Rice Simpson and Kathleen E. Thorman, "Obstetric 'Conveniences' : Elective Induction of Labor, Caesarean Birth on Demand, and Other Potentially Unnecessary Interventions," *The Journal of Perinatal and Neonatal Nursing* 19, no. 2 (April–June 2005): 134–144.

21. 同上条。还可参见：American College of Obstetricians and Gynecologists, *Surgery and Patients' Choice: The Ethics of Decision Making,* Committee Opinion No. 289 (Washington, D.C.: ACOG, 2005); W. F. Rayburn and J. Zhang, "Rising Rates of Labor Induction: Present Concerns and Future Strategies," *Obstetrics and Gynecology* 100 (2002): 164–167.

22. Roberto Heros and Jacques Morcos, "Cerebrovascular Surgery: Past, Present, and Future," *Neurosurgery* 47, no. 5 (November 2000): 1007–1033.

23. Denis Kalette, "Boy Going Home After Six-Organ Transplantation," *The Washington Post,* September 2, 2005.

24. C. S. Lewis, *The Problem of Pain* (New York: Touchstone Books, Simon & Schuster, 1996), p. 14.

25. Donald Caton, *What a Blessing She Had Chloroform: The Medical and Social Response to the Pain of Childbirth from 1800 to the Present* (New Haven, Conn.: Yale University Press, 1999). 这一著作价值异常重大，原因是它在探讨麻醉术的发现时视野开阔，论述清晰，旁征博引，还可以作为研究书中讨论的这一历史时期的参考资料来源。

26. John Snow, "On the Administration of Chloroform During Parturition," *London Association Medical Journal* (1853): 100; Snow, "On Asphyxia and on Resuscitation of Stillborn Children," *London Medical Gazette* (1841–42): 222–227.

27. S. H. Calmes, "Virginia Apgar: A Woman Physician's Career in a Developing Specialty," *Journal of the American Medical Woman's Association* 39 (1984): 184–188. 关于"阿普加评分"，参见 Virginia Apgar, "Proposal for a New Method of Evaluation of Newborn Infants," *Anesthesia and Analgesia* 32 (1953): 260–267。

28. J. A. Martin, B. E. Hamilton, P. D. Sutton, S. J. Ventura, F. Menacker, and M. L. Munson, "Births: Final Data for 2002," *National Vital Statistics Report* 52 (2003): 1–113.

29. Michael F. Greene, "Vaginal Birth After Cesarean Revisited" (Editorial), *The New England*

Journal of Medicine 351, no. 25 (December 16, 2004): 2647–2649. 还可参见 Mark B. Landon 和 20 名合作者所写的文章："Maternal and Perinatal Outcomes Associated with a Trial of Labor After Prior Cesarean Section," ibid., pp. 2581–2589.

30. 关于公众对麻醉术发展的不同步反应，卡顿深远周密的讨论格外具有参考价值：*What a Blessing She Had Chloroform*, pp. 200–233.

第三章 "活力论"与"机械论"

1. 此文中能够找到斯塔尔的传记资料，包括一手和二手文献来源：Lester S. King, "Stahl, Georg Ernst," *Dictionary of Scientific Biography,* ed. C. C. Gillespie (12 vols.) (New York: Charles Scribner's Sons, 1970–1976), vol. 12, pp. 599–606.

2. 此文中可以找到关于斯塔尔生理学观点的讨论：Lelland J. Rather, "G. E. Stahl's Psychological Physiology," *Bulletin of the History of Medicine* 53 (1961): 37–49. 也可参见背景更加宏大的这部著作：Roger K. French, *Robert Whytt, the Soul and Medicine* (London: Wellcome Institute for the History of Medicine, 1969), pp. 117–148. 斯塔尔作品集的法文译本可以参照：Georg Ernst Stahl, "Vraie théorie médicale," in *Oeuvres médico-philosophiques et pratiques* (4 vols., translated and commentary by Théodore Blondin) (Paris: J. B. Baillière et Fils). See vol. 3, 1860; see also vol. 2, Georg Ernst Stahl, "Mixte et vivante," ibid., pp. 366–376.

3. *Extracts of Stahl's works Zymotechnia fundamentalis seu fermentationis theoria generalis* (1697); *Schriften von der Natur des Salpeters* (1734); and *Experientia, observationes, animadversiones chimicae et physicae* (1731) were published in Henry Marshal Leicester and Herbert S. Kickstein, *A Sourcebook in Chemistry, 1400–1900* (New York: McGraw-Hill, 1952).

4. 斯塔尔的"紧张性运动"概念是这一深入研究的主题：Ku Ming (Kevin) Chang: "*Motus tonicus:* Georg Ernst Stahl's Formulation of Tonic Motion and Early Medical Thought," *Bulletin of the History of Medicine* 78, no. 4 (Winter 2004): 767–803.

5. Louis Dulieu, "François Boissier de Sauvages (1706–1767)," Revue d'Histoire des Sciences et Leurs Applications 22 (October–December 1969): 303–322. See also Lester S. King, "Boissier de Sauvages and 18th Century Nosology," *Bulletin of the History of Medicine* 40 (1966): 43–51.

6. Elizabeth L. Haigh, "Vitalism, the Soul, and Sensibility: The Physiology of Théophile Bordeu," *Journal of the History of Medicine* 31 (1976): 30–41.

7. Elizabeth L. Haigh, "The Vital Principle of Paul-Joseph Barthez: The Clash Between Monism and Dualism," *Medical History* 21 (1977): 1–14.

8. 这位作者行文含混难懂，连翻译也是如此，例证包括 Jan Baptiste Van Helmont, "The Chief or Master-Workman," in *Oriatrike or Physic Refined*, trans. J. C. Sometime (London: Lodovick Loyd, 1662), pp. 35–36; 和 "The Seat of the Soul," 同上书 , pp. 192–197。

9. Walter Pagel, "Harvey and Glisson on Irritability with a note on Van Helmont," *Bulletin of the History of Medicine* 41 (1967): 497–514. 还可参见 Owsei Temkin, "The Classical Roots of Glisson's Doctrine of Irritation," in ibid., 38 (1964): 297–328。

10. 阿尔布雷希特·冯·哈勒用拉丁文写成的重要著作 *Prima lineae physiologiae* 存在英文译本：*First Lines of Physiology* by William Cullen (New York: Johnson Reprint Co., 1966)（两卷合成一册，根据 1786 年版重印）. 他题为 "Sermones de partibus corporis humani sentientibus et irritabilibus"（哥廷根，1753 年）的著作被翻译成："A Dissertation on the Sensible and Irritable Parts of Animals," by Owsei Temkin, *Bulletin of the History of Medicine* 4 (1936): 651–699.

11. 哈勒关于"敏感性"和"应激性"的研究成果被 Ch. Tissot 翻译成法文，结集出版：Albrecht von Haller, *Mémoires sur la nature sensible et irritable des parties du corps animal* (4 vols.) (Lausanne: F. Grasset, 1762).

12. 比沙在出版于 1880 年的 *Recherches physiologiques sur la vie et sur la mort* 里明确了这一定义。G. F. Flammarion 1994 年在巴黎重印了这部作品的第一部分（也是主要部分），以及比沙关于解剖学、生理学的其他著述。

13. "Treatise of Man," in René Descartes, *The World and Other Writings*, Cambridge Texts in the History of Philosophy, trans. and ed. by Stephen Gaukroger (Cambridge, England: Cambridge University Press, 1998), p. 99.

14. 特罗菲姆·邓尼索维奇·李森科（Trofim Desinovich Lysenko，1898—1976 年）是斯大林时期苏联遗传学研究的负责人，大权在握。他否定了正统遗传学，很大程度上因为它被看作"资产阶级"的产物，同辩证唯物主义格格不入。他相信要是在特定条件下栽培，小麦可以变成黑麦，还有其他类似的愚蠢观点。这完全是由意识形态驱动的。

15. "Lamarck," chap. 1 in Elie Faure, *Les Constructeurs: Lamarck-Michelet-Dostoievsky-Nietzsche-Cézanne* (Paris: Librairie Plon, 1950).

16. Claude Bernard, *Leçons sur les effets des substances toxiques et médicamenteuses* (Paris: Baillière et Fils, 1857).

17. 莫诺和其他诺贝尔获奖者的演说都可以在网上查询：www.nobelprize.org/

medicine/laureates/index.html（2005 年 5 月 25 日访问）

18. 这句话摘自赫伯特·斯宾塞《第一原理》（*First Principles*, London: Watts & Co., 1945）一书开篇。此书初版于 1936 年，截至 1945 年已经印行了 6 版。

19. Jacques Monod, *Le Hasard et la nécessité: essai sur la philosophie naturelle de la biologie moderne* (Paris: Seuil, 1970).

20. Giovanni Federspiel and Nicola Sicolo, "The Nature of Life in the History of Medical and Philosophic Thinking," *American Journal of Nephrology* 14 (1994): 337–343.

21. Michel Onfray, *Féeries anatomiques: généalogie du corps faustien* (Paris: Grasset & Fasquelle, 2003), pp. 106–112.

22. Spencer, *First Principles,* p. 54.

第四章 生育的奥秘

1. G. R. Dunstan, ed., *The Human Embryo: Aristotle and the Arabic and European Tradition* (Exeter, England: Exeter University Press, 1990).

2. 关于笛卡尔生物学观点的最近译本，参见 René Descartes, *The World and Other Writings,* trans. Stephen Gaukroger (Cambridge, England: Cambridge University Press, 1998)。

3. William Harvey, *Disputations Touching the Generation of Animals,* trans., with introduction and notes, by Gweneth Whitteridge (Oxford, England: Blackwell Scientific Publications, 1981), p. 462.

4. *Soranus' Gynecology,* Book I, trans. Owsei Temkin with the assistance of Nicholson J. Eastman, Ludwing Edelstein, and Alan F. Guttmacher (Baltimore & London: Johns Hopkins University Press, paperbound edition, 1991), p. 12.

5. 转引自 Jean Rostand, *Esquisse d'une histoire de la biologie,* 5th ed. (Paris: Gallimard, 1945), p. 28。

6. Voltaire (François-Marie Arouet)："Dialogues d'Evhémère," in *Dialogues Philosophiques* (Paris: Garnier, 1966), pp. 442–447（引文系本书作者自译）.

7. R.H.F. Hunter, *Physiology of the Graafian Follicle and Ovulation* (Cambridge, England: Cambridge University Press, 2003), pp. 1–20. 还可参见 G. Sarton, "The Discovery of the Mammalian Egg and the Foundation of Modern Embryology," *Isis* 16 (1931): 315–330。

8. William Cruikshank, "Experiments in Which, on the 3rd Day After Impregnation, the Ova of Rabbits Were Found in the Fallopian Tubes; and on the 4th Day of Impregnation in the

Uterus Itself; with the First Appearances of the Foetus," *Philosophical Transactions of the Royal Society* 87 (1797): 197–214.

9. 这些胚胎学家的经典著作包括 Karl Ernst von Baer, *Uber Entwicklungsgeschichte der Thiere: Beobachtung und Reflexion* (2 vols.) (Königsberg: Gebrüdern Borntrager, 1828–1837)。这部著作在下述作品中大部分被重述成了英文，虽然用的是有些古旧的散文：L. Y. Blayher, *History of Embryology in Russia from the Middle of the Eighteenth to the Middle of the Nineteenth Century*, trans. and ed. by H. I. Youseff and B. A. Maienschein (Washington, D.C.: Smithsonian Institution Libraries, 1982) (见 14–24 章)。关于冯·贝尔经典著作重要部分的英文译本，还有一个来源：J. M. Oppenheimer, *Autobiography of Karl Ernst von Baer* (Canton, Mass.: Science History Publications, 1986)。在下述作品中可以找到许多难以获取的 19 世纪胚胎学家作品的英文版本：Howard B. Adelmann, *Marcello Malpighi and the Evolution of Embryology* (5 vols.) (Ithaca, N.Y.: Cornell University Press, 1966)。

10. Hans Spemann and H. Mangold, "Über Induktion on Embryonalanlagen durch Implantation artfremder Organisatoren," *Archiv für Mikroscopische Anatomie und Entwicklungsmechanik* 100 (1924): 599–638. 英文材料见 Hans Spemann, *Embryonic Development and Induction* (New Haven, Conn.: Yale University Press, 1938)。

11. 在这本面向一般公众的书中，成功进行首例人工授精的胚胎学家具体讲述了第一个"试管婴儿"的故事：Robert Edwards, *Life Before Birth: Reflections on the Embryo Debate* (New York: Basic Books, 1989).

12. Luc Montagnier, "Éloge de la réproduction naturelle," *Le Monde*, January 12, 2005.

13. 探讨生殖医学技术影响的著作、专题论文和其他出版物汗牛充栋，下面列出的格外有益。下述著作通过生动的文笔和少许幽默，引人入胜地讲述了其法理意义：Lori B. Andrews, *The Clone Age: Adventures in the New World of Reproductive Technology* (New York: Owl Books, Henry Holt, 2000). 下述作品中，克隆的倡导者和反对者言之有据地展开了讨论：Glenn McGee, ed., *The Human Cloning Debate* (Berkeley, Calif.: Berkeley Hills Books, 2000). 下述作品中采用了多种视角，从异想天开的到庄重严肃的：Martha C. Nussbaum and Cass R. Sunstein, eds., *Clones and Clones: Facts and Fantasies About Human Cloning* (New York: W.W. Norton, 1999). 下述作品是对新生物技术倡导者某些夸张观点的出色批评：Richard Lewontin, *It Ain't Necessarily So: The Dream of the Human Genome and Other Illusions* (New York: New York Review of Books, 2000). 下述著作讨论了关于胎儿生命的法律问题：Bonnie Seinbock, *Life Before Birth: The Moral and Legal Status of Embryos and Fetuses* (New York and Oxford, England: Oxford University Press, 1992). 还可参见 Anthony Dyson and John

Harris, eds., *Experiments on Embryos* (London and New York: Routledge, 1990)。下述作品自女性主义立场出发，分析了大众媒体（特别是电视）怎样影响了人们对流产的看法：Andrea L. Press and Elizabeth R. Cole, *Speaking on Abortion:Television and Authority in the Lives of Women* (Chicago: University of Chicago Press, 1999). 下述著作透彻地探讨了遗传生物技术的进步对个体、社会可能意味着什么：Allen Buchanan, Dan W. Brock, Norman Daniels, and Saniel Wikler, *From Chance to Choice: Genetics and Justice* (Cambridge, England: Cambridge University Press, first paperback edition, 2001).

14. Ralph Jackson, *Doctors and Diseases in the Roman Empire* (London: British Museum Press, 2nd paperback edition, 1993), p. 86.

15. E. Ingerslev, "Rösslin's 'Rosengarten': Its Relation to the Past (the Muscio Manuscript and Soranus), Particularly with Regard to Podalic Version," *Journal of Obstetrics and Gynecology of the British Empire* 10 (1906): 297–325; see also vol. 12 (1907): 175–184; vol. 17 (1910): 3290–3332.

16. Adrian Wilson, *The Making of Man-Midwifery: Childbirth in England, 1660–1770* (Cambridge, Mass.: Harvard University Press, 1995), p. 5. See also J. W. Leavitt, *Brought to Bed: Childbearing in America, 1750–1950* (New York and Oxford, England: Oxford University Press, 1986).

17. Wilson, *The Making of Man-Midwifery,* pp. 65–67.

18. W. F. Bynum and Roy Porter, eds., *William Hunter and the 18th Century Medical World* (Cambridge, England: Cambridge University Press, reprint ed. 2000). 还可参见 C. H. Brock, ed., *William Hunter, 1718–1783: A Memoir by Samuel Foart Simmons and John Hunter* (Glasgow: University of Glasgow Press, 1983); 以及 Sir Charles Illingworth, *The Story of William Hunter* (Edinburgh: E. and S. Livingstone, 1967)。

19. William Hunter, *Reflections on Dividing the Symphysis Pubis. Supplement to Vaughan J. Observations on Hydrophobia* (London, 1778), 转引自 Brock, *William Hunter*。

20. 下述文章旁征博引地论述了 cesarean 这一术语的起源、历史："Creative Etymology: 'Caesarean Section' from Pliny to Rousset," in Renate Blumenfeld-Kosinski, *Not of Woman Born: Representations of Caesarean Birth in Medieval and Renaissance Culture* (Ithaca, N.Y.: Cornell University Press, 1990), pp. 143–153. 还可参见 Dyre Trolle, *The History of Caesarean Section* (Copenhagen: C. A. Reitzel, 1982), p. 25。

21. Guy de Chauliac, *La grande chirurgie,* trans. E. Nicaise (Paris: Félix Alcan, 1890).

22. Ambroise Paré, *Oeuvres complètes,* ed. J. F. Malgaigne (Paris: J. B. Baillière, 1840); 见 vol. 2, chap. 38, pp. 717–718。

23. Sherwin B. Nuland, *The Doctors' Plague: Germs, Childbed Fever, and the Strange*

Story of Ignác Semmelweis (New York: W. W. Norton, 2003).

24. L. Yoles and S. Mashiach, "Increased Maternal Mortality in Cesarean Section as Compared to Vaginal Delivery: Time for Reevaluation," *American Journal of Obstetrics and Gynecology* 178 (1998, suppl.): S78.

25. C. S. Cotzias, S. Patterson-Brown, and N. M. Fisk, "Obstetricians Say Yes to Maternal Request for Elective Cesarean Section: A Survey of Current Opinion," *European Journal of Obstetrics, Gynecology, and Reproductive Biology* 97 (2001): 15–16. 还可参见 R. Gonen, A. Tamir, and S. Degani，"Obstetricians' Opinions Regarding Patient Choice in Cesarean Delivery," *Obstetrics and Gynecology* 99 (2002): 577–580。

26. J. Drife, "The Start of Life: A History of Obstetrics," *Postgraduate Medical Journal* 78 (2002): 311–315.

27. Jacalyn Duffin, "Women's Medicine and Medicine's Women: History of Obstetrics and Gynecology," chap. 11 in *History of Medicine: A Scandalously Short Introduction* (Toronto and Buffalo: University of Toronto Press, 1999, pp. 241–275).

28. Emily Wax, "In Rebuilding Sudan, Birth Often Brings Suffering and Death," *The Washington Post,* Friday, March 4, 2005, p. A1. 还可参见 Kenneth Hill, Carla Abou Zahr, and Teresa Wardlaw, "Estimates of Maternal Mortality for 1995," *Bulletin of the World Health Organization* 979, no. 3 (2001): 182–193。

29. Alexandre Minkowski, *L'Art de naître* (Paris: Odile Jacob, 1987), p. 221.

第五章　瘟疫与人类

1. Michel Drancourt and Didier Raoult, "Molecular Insights into the History of Plague," *Microbes and Infection* 4, no. 1 (January 2002): 105–109.

2. Carlo M. Cipolla, *Miasmas and Disease: Public Health and the Environment in the Pre-Industrial Age,* trans. Elizabeth Potter (New Haven, Conn.: Yale University Press, 1992).

3. *The Analects of Confucius: A Literal Translation with an Introduction and Notes by Chichung Huang* (Oxford, England: Oxford University Press, 1997), p. 81.

4. R. G. Cochrane and T. Frank Davey, *Leprosy in Theory and Practice,* 2nd ed. (Bristol, England: John Wiley and Sons, 1964), p. 374; O. K. Skinsnes, "Origin of Chaulmoogra Oil, Another Version," *International Journal of Leprosy* 40 (1972): 172–173.

5. 尤利乌斯·罗森鲍姆最著名的这部作品已经出版了英文译本，尽管它现存的副本数量相当稀少。见 Julius Rosenbaum, *The Plague of Lust: Being a History of*

Venereal Disease in Classical Antiquity (Paris: G. J. Thieme for Charles Carrington, 1901)。

6. Elizabeth Pennisi, "Genome Reveals Wiles and Weak Points of Syphilis," *Science* 281 (July 1998), 324–325.

7. William Osler, *The Principles and Practice of Medicine* (NewYork:D. Appleton, 1892), pp. 182–183.

8. Cynthia Landy, Phil Inouye, and David B. Hogan, "Veneral Disease and the Canadian Expeditionary Force in the First World War," *Annals of the Royal College of Physicians and Surgeons of Canada* 31, no. 8 (1998): 401–405.

9. Meyer Friedman and Gerald W. Friedland, *Medicine's Ten Greatest Discoveries* (New Haven, Conn.: Yale University Press, 1998).

10. CDC 关于性传播疾病的报告可以在这个网站上读到：www.cdc.gov/nch-stp/dstd/Stats_trends2000.pdf(2006 年 2 月 11 日访问)

11. Al-Rhazi (Rhazes), *A Treatise on the Smallpox and Measles, by Abu Becr Mohammed ibn Zacariya ar-Razi (commonly called Rhazes),* trans. from the original Arabic by W. A. Greenhill (London: Sydenham Society, 1847). 还可参见 *Medical Classics* 4, no. 1 (September 1939)。

12. Robert Halsband, *The Life of Mary Wortley Montagu* (London: Oxford University Press, 1956); 还可参见 Robert Halsband, "New Light on Mary Wortley Montagu's Contribution to Inoculation," *Journal of the History of Medicine and Allied Sciences* 8 (1953): 390–405。

13. 詹纳的传记有：John Baron, *The Life of Edward Jenner* (2 vols.) (London: Henry Colburn, 1838); Edward F. Dolan, *Jenner and the Miracle of Vaccine* (New York: Dodd, Mead, 1960); W. R. Le Fanu, *A Bio Bibliography of Edward Jenner (1749–1823)* (London: Harvey & Blythe, 1951).

14. 巴斯德的英文传记有：Patrice Debré, *Louis Pasteur,* trans. Elborg Forster (Baltimore, Md.: Johns Hopkins University Press, 1998) [最早值巴斯德逝世百年纪念（1994 年）时，由 Flammarion 公司刊行了法文版。作者是一位著名免疫学家，书中清晰地探讨了同巴斯德有关的许多重大科学问题]; René Jules Dubos, *Louis Pasteur, Free Lance of Science* (New York: Da Capo Press, 1986) (1960 年版的重印，此书作者极其擅长解说生物医学相关主题，着重分析了巴斯德科研成果的哲学层面); René Jules Dubos and Thomas D. Brock, *Pasteur and Modern Science* (Washington, D.C.: American Society for Microbiology, 1998); René Vallery-Radot, *The Life of Pasteur* (New York: Doubleday, Page, 1916)（由巴斯德女婿所写，带领我们近距离观察这位科学家。虽然目前已经绝版，可是存在其他版本，包括 New York, Sun Dial Press,

1937); Gerald L. Geison, *The Private Science of Louis Pasteur* (Princeton, N.J.: Princeton University Press, 1995)（此书探索了巴斯德工作中被认为可疑的某些方面，例如不够慎重地匆匆给人接种疫苗，据说将竞争对手的研究方法归为己有，有些做法在如今环境下可能会引起伦理学争议。评论者指出，此书虽然具有明显价值，却不必要地强调了这位学者生活的特定方面，以我们的后见之明来看，这些可能显得消极负面。书评可参见 M. F. Perutz: "The Pioneer Defended," *The New York Times Review of Books,* December 21, 1995)。

15. 巴斯德的第一篇科学论文，最初发表于 *Annales de Chimie et Physique,* vol. 24, 后来被当作专著出版：Louis Pasteur, *Recherches sur les relations qui peuvent exister entre la forme cristalline, la composition chimique, et le sens de la polarisation rotatoire* (Paris: Bachelier, 1848).

16. Robert Koch, "Fortsetzung der Mittheilungen über ein Heilmittel genen Tuberkulose," *Deutsche Medizinische Wochenschrift* 17 (1891): 101–102; Robert Koch, "Weitere Mittheilung über das Tuberkulin," ibid., pp. 1189–1192.

17. Thomas McKeown, *The Role of Medicine: Dream, Mirage, or Nemesis?* 2nd ed. (Oxford: Blackwell, 1979).

18. N. P. Johnson and J. Mueller, "Updating the Account: Global Mortality of the 1918–1920 'Spanish' Influenza Pandemic," *Bulletin of the History of Medicine* 76 (2002): 105–115.

19. Rod Daniels, "In Search of an Enigma: 'The Spanish Lady,'" Mill Hill 1998 Essay of the British National Institute for Medical Research. 参见：www.nimr.mrc.ac.uk/millhillessays/199/influenza1918.htm（2006 年 2 月 18 日访问）

20. Michael T. Osterholm, "Preparing for the New Pandemic," *The New England Journal of Medicine* 352 (May 5, 2005): 1839–1842.

21. "Conspiracy Theories of HIV and AIDS," *The Lancet* 365, no. 9458 (February 5, 2005): 448.

22. 无情的塔斯基吉骗局是戴维·菲尔德舒（David Feldshuh）的一部戏剧《埃弗斯小姐的男孩们》（*Miss Evers' Boys*）的主题，它 1989 年首次公演，之后又多次上演。探讨这一主题的著作包括：James Jones, *Bad Blood: The Tuskegee Syphilis Experiment* (New York: Free Press, 1981 and 1992) 和 Susan Reverby, *Tuskegee Truths: Rethinking the Tuskegee Syphilis Study* (Chapel Hill: University of North Carolina Press, 2000). 下述短文是自当时一名医师的个人、敏感视角出发的：Joel D. Howell, "Trust and the Tuskegee Experiments," in Jacalyn Duffin, ed., *Clio in the Clinic: History in Medical Practice* (Oxford, England: Oxford University Press, 2005), pp. 213–225.

23. Edward Hooper, *The River: A Journey to the Source of HIV and AIDS* (Harmondsworth, England: Penguin, 1999).

24. 转引自 Kevin C. Kain, "Emerging Pathogens: The Birth of Plagues," *Annals of the Royal College of Physicians and Surgeons of Canada* 28, no. 3 (April 1995): 141–145。世界卫生组织刊行了一份对气候变迁和传染病之间关系的综合讨论：A. J. McMichael, D. H. Campbell-Lendrum, C. F. Corvalán, K. L. Ebi, A. Githeko, J. D. Scheragu, and A. Woodward, eds., *Climate Change and Human Health: Risks and Responses* (Geneva: WHO, 2003). 还可参见 Paul R. Epstein, "Climate Change and Human Health," *The New England Journal of Medicine* 353, no. 14 (2005): 1433–1436; 以及 R. Sari Kovats and Andrew Haines, "Global Climate Change and Health: Recent Findings and Future Steps," *Canadian Medical Association Journal* 172, no. 4 (2005): 501–502。

25. D. H. Barouch, "Rational Design of Gene-Based Vaccines," *Journal of Pathology* 208 (2006): 299–319.

26. Joshua Lederberg, "Infectious History," *Science* 288 (April 14, 2000): 287–293.

第六章 疾病的概念

1. Mirko D. Grmek, *Diseases in the Ancient World*, trans. Mireille Muellner and Leonard Muellner (Baltimore: Johns Hopkins University Press, 1991).

2. 关于肠道寄生虫正面影响的医学论文有：J. V. Weinstock, R. Summers, and D. E. Elliott, "Helminths and Harmony," *Gut* 53, no. 1 (2004): 99–107; R. W. Summers, D. E. Elliott, and J. V. Weinstock, "Is There a Role for Helminths in the Therapy of Inflammatory Bowel Disease?," *National Clinical Practice of Gastroenterology and Hepatology* 2, no. 2 (2005): 62–63; R. W. Summers, D. E. Elliott, K. Qadir, J. F. Urban, and Thompson R. Weinstock, "Trichiuris suis Seems to Be Safe and Possibly Effective in the Treatment of Inflammatory Bowel Disease," *Inflammatory Bowel Disease* 11, no. 8 (2005): 783–784.

3. F. N. Silverman, "Introduction," in Daniel Bergsma, ed., *Skeletal Dysplasia* (New York: Stratton Intercontinental Medical Book Corp., 1974), pp. ix–xiv.

4.《希波克拉底文集》最全面的译本（法文，对开页上附有希腊文原文）是 Émile Littré, *Oeuvres Complètes d'Hippocrate* (10 vols.) (Paris: Baillère, 1839–1861, reprinted 1961)。其中若干卷也存在英文译本：W. H. S. Jones and E. T. Whitington, *Hippocrates* (Loeb Classical Library) (Cambridge, Mass.: Harvard University Press, 1923–1931, reprinted 1957–1959).

5. H.D.F. Kitto, *The Greeks* (Middlesex, England: Penguin, 1951), p. 188.

6. 转引自 Lynn Thorndike, *A History of Magic and Experimental Science During the First Thirteen Centuries of Our Era*, vol. 1 (New York: Columbia University Press, 1993), p. 728。

7. Walter Pagel, *The Smiling Spleen: Paracelsianism in Storm and Stress* (Basel: Karger, 1984); Pagel, *Paracelsus: An Introduction to Philosophical Medicine in the Era of the Renaissance*, rev. 2nd ed. (Basel: Karger, 1982).

8. William Harvey, *The Anatomical Exercises: De Motu Cordis and De Circulatione Sanguinis in English Translation*, ed. Geoffrey Keynes (New York: Dover Publications, 1995), p. 91. 它是这部 17 世纪经典著作一个无名译本的重印，优点在于保留了那个世纪的语言，因此会给人留下这样的印象——就是哈维本人在说话。

9. 同上书。

10. L. S. King, "Empiricism and Rationalism in the Works of Thomas Sydenham," *Bulletin of the History of Medicine* 44 (1970): 1–11. 西德纳姆的作品已被收入此书：Thomas Sydenham, *The Works of Thomas Sydenham, M.D. Translated from the Latin edition of Dr. Greenhill. With a life of the author by R. G. Latham* (2 vols.) (London: The Sydenham Society, 1848–1850).

11. René-Théophile-Hyacinthe Laënnec, *Traité de l'auscultation médiate et des poumons et du coeur*, 4th ed. (Paris: J. S. Chaudé, 1837). 英文译本见 W. Hale-White, *Translation of Selected Passages from* de l'Auscultation Médiate (preceded by a 24-page biography of Laënnec) (New York: Wood, 1923)。另一本拉埃内克的简短传记见 G. B. Webb, "René Théophile Hyacinthe Laënnec," *Annals of Internal Medicine* 9 (1927): 27–59。

12. E. H. Ackerknecht, "Broussais or a Forgotten Medical Revolution," *Bulletin of the History of Medicine* 27 (1953): 323–343.

13. 同上书。

14. 这份刊物上的匿名讣告包含了鲁道夫·菲尔绍的简短传记：September 13, 1902 issue of *British Medical Journal*, pp. 795–802. 还可参见 E. H. Ackerknecht, *Rudolf Virchow: Doctor, Statesman, Anthropologist* (Madison: University of Wisconsin Press, 1953)。

15. Rudolf Virchow, *Die Cellularpathologie* (Berlin: A. Hirschwald, 1858). 弗兰克·钱斯博士（Dr. Frank Chance）将这部经典著作的第二版译成了英文，此译本经过菲尔绍本人核准，见 *Cellular Pathology as Based Upon Physiological and Pathological Histology* (New York: Dover Publications, 1971)。其中包括由 L. J. 拉瑟（L. J. Rather）撰写的一篇重要介绍性文章，题为《菲尔绍的细胞病理学在医学思想中的位置》（The Place of Virchow's Cellular Pathology in Medical Thought）。

16. Oswei Temkin, "The Scientific Approach to Disease: Specific Entity and Individual Sickness," chap. 30 in *The Double Face of Janus and Other Essays in the History of Medicine* (Baltimore: Johns Hopkins University Press, 1977), pp. 441–455.

17. K. Faber, *Nosography: The Evolution of Clinical Medicine in Modern Times* (New York: Paul B. Hoeber, 1930), pp. 207–208.

18. Stephen J. Kunitz, "Classifications in Medicine," chap. 9 in Russell C. Maulitz and Diana E. Long, eds., *Grand Rounds* (Philadelphia: University of Pennsylvania Press, 1988), p. 293.

19. Ruy Pérez-Tamayo, *El concepto de enfermedad: su evolución a través de la historia* (2 vols.) (Mexico City: Fondo de Cultura Económica, 1988), vol. 2, p. 96.

第七章　诊断流程

1. Janet D. Howell, *Technology in the Hospital: Transforming Patient Care in the Early Twentieth Century* (Baltimore, Md.: Johns Hopkins University Press, 1995), p. 136.

2. Bettyann Holtzmann Kevles, *Naked to the Bone: Medical Imaging in the Twentieth Century* (New Brunswick, N.J.: Rutgers University Press, 1997). 此书研究扎实，可读性极强，讲述了医学影像学领域的主要进展，以及它们给艺术、社会、我们形成的对自身的看法所带来的影响。

3. 同上书，第 27 页。

4. Bruno Haliqua, *Histoire de la Médecine*, 2nd ed. (Paris: Masson, 2004), p. 24.

5. *The Yellow Emperor's Classic of Internal Medicine*, trans. by Ilza Veith (Berkeley: University of California Press, 1972, reprinted from 1949 edition). 此译本含有介绍性研究。

6. 这段引文的作者是托马斯·贝克（Thomas Baker），剑桥大学圣约翰学院的一名教员。此书标题为 *Reflections upon Learning, Wherein Is Shewn the Insufficiency Thereof, in Its Several Particulars: In Order to Evince the Usefulness and Necessity of Revelation. By a Gentleman* (London: Bosville, 1700; London: Knapton and Wilkin, 1714, 1727)，转引自 Lu Gwei-Djen and Joseph Needham, *Celestial Lancets: A History and Rationale of Acupuncture and Moxa* (New York: Routledge Curzon, 2002), p. 37。

7. R. J. Bush, "Urine Is a Harlot or a Lier," *The Journal of the American Medical Association* 208 (1969): 131–134; M. H. Haber, "Pisse Prophecy: A Brief History of Urinalysis," *Clinical Laboratory Medicine* 3 (September 8, 1988): 415–430; Ruth Harvey, "The Judgement of Urines," *Canadian Medical Association Journal* 159 (1988): 1482–1484; William I. White, "A New Look at the Role of Urinalysis in the History of Diagnostic Medicine," *Clinical*

Chemistry 37, no. 1 (1991): 119–125.

8. L. C. MacKinney, *Early Medieval Medicine* (Baltimore: Johns Hopkins University Press, 1937), pp. 46–48.

9. S. Chen, L. Zieve, and V. Mahadevan, "Mercaptans and Dimethyl Sulfide in the Breath of Patients with Cirrhosis of the Liver," *Journal of Laboratory and Clinical Medicine* 75 (1970): 628–635.

10. 转引自 François Millepierres, *La Vie quotidienne des médecins au temps de Molière* (Paris: Hachette, 1965), p. 265 (引文系本书作者自译)。

11. Guido Majno and Isabelle Joris, "The Microscope in the History of Pathology," *Virchow's Archives of Pathology: (A) Pathologic Anatomy* 360 (1973): 273–286.

12. Guido Majno, *The Healing Hand: Man and Would in the Ancient World* (Cambridge, Mass.: Harvard University Press, 1975), pp. 150–153.

13. F. González-Crussi, *On Seeing: Things Seen, Unseen and Obscene* (New York: Overlook Press, 2006).

14. Antonio Benivieni, *De abditis nonnullis ac mirandis morborum et sanationum causis,* trans. Charles Singer, with a biographical appreciation by Esomond R. Long (Springfield, Ill.: Charles C. Thomas, 1954). 此书是拉丁文版的翻印，对开页上附有英文翻译。

15.《尸检实践》第一版是由出版商莱昂纳尔·舒埃（Leonard Chouet）于 1679 年在日内瓦印刷的。关于博内的生平，我们所知甚少。参见 E. E. Irons, "Théophile Bonet (1620–1689). His Influence on the Science and Practice Of Medicine," *Bulletin of the History of Medicine* 12 (1942): 623–665.

16. 对细胞理论的阐述在一份德语出版物中得到了记录，也存在英文译本：Theodor Schwann, *Microscopical Researches into the Accordance in the Structure and Growth of Animals and Plants,* trans. Henry Smith (London: Sydenham Society, 1847). 这项工作中最重要的部分（即细胞理论的形成）位于第 186—215 页，在网上可以查阅：www.72.14.203.104/search?q=cache:FjBbtprXESMJ:mechanism.ucsd.edu/~bill/teaching/philbio/THEODOR%2520SCHWANN.htm+theodor+schwann+microscopical+researches&hl=en&gl=us&ct=clnk&cd=5（2006 年 4 月 20 日访问）

第八章　疗法

1. Normal Taylor, "From Shen Nung to Brigham Young," in *Plant Drugs That Changed the World* (New York: Dodd, Mead, 1965).

2. 这篇文章发表于法国《世界报》(*Le Monde*) 网络版，作者是驻非洲雅温得 (喀麦隆首都) 的特派员，名字没有给出："Une Plante chinoise contre le paludisme," 2005 年 11 月 25 日。

3. Max Neuburger, *Essays in the History of Medicine* (New York: Medical Life Press, 1930), p. 42.

4. Motolinia (Toribio de Benavente 的笔名), *Memoriales o libro de las cosas de la Nueva España y de los naturales de ella,* ed. E. O' Gorman (Mexico City: U.N.A.M., 1971) (首次出版于 1541 年), p. 160. 还可参见 Fr. Juan de Torquemada, *Monarquía Indiana* (7 vols.), ed. Miguel León Portilla (Mexico City: U.N.A.M., 1975–1983) (首次出版于 1615 年); 见 vol. 3, p. 325。

5. Bernard R. Ortiz de Montellano, *Aztec Medicine, Health, and Nutrition* (New Brunswick, N.J.: Rutgers University Press, 1990), pp. 181–188.

6. Uriel García Cáceres, *Juan del Valle y Caviedes: cronista de la medicina. Historia de la medicina en el Perú en la segunda mitad del siglo XVII* (Lima, Peru: Universidad Peruana Cayetano Heredia, 1999), pp. 42–48.

7. La Fontaine, *Oeuvres Complètes* (2 vols.), 2nd edition. 见 vol. 2: *Oeuvres diverses: Poème du Quinquina, à Madame la Duchesse de Bouillon* (Paris: Gallimard, Collection La Pléiade, 1958), p. 67。

8. Pliny, *Natural History,* 2nd ed., Loeb Classical Library, Book XXVI, 131–134, trans. W.H.S. Jones (Cambridge, Mass.: Harvard University Press, 1992) (first published 1956), p. 365.

9. 同上书，Book XXV, iii, pp. 6–8 (vol. 8 of Loeb Classical Library), pp. 139–141。

10. M. Bariety and Ch. Coury, *Histoire de la médecine* (Paris: Fayard, 1963), p. 320.

11. Herodotus, *The Histories,* Book II, pp. 75–77. 见 Aubrey de Sélincourt 译本，由 A. R. Burn 提供注释 (New York: Penguin Books, 1972), p. 158。

12. 同上书，Book II, p. 83, p. 160。

13. Bruno Haliqua and Bernard Ziskind, *Medicine in the Days of the Pharaohs,* trans. M. B. DeBevoise, with a foreword by Sonald B. Redford (Cambridge, England: The Belknap Press of Harvard University Press), pp. 13–14. 也可参见 L. Viso and J. Uriach, "The Guardians of the Anus and Their Practice," *International Journal of Colorectal Diseases* 10 (1995): 229–231。

14. François Millepierres, *La Vie quotidienne des médecins au temps de Molière* (Paris: Hachette, 1965), p. 144.

15. Julius Friedenwald and Samuel Morrison, "The History of Enema with Some Notes on Related Procedures," *Bulletin of the History of Medicine* 8 (1940): 68–114.

16. Regnier de Graaf, *De Clysteribus* (1668), 由一位无名译者自拉丁文翻译成法文，书名为 *L'Instrument de Molière* (Paris: Damascène, Morgand & Charles Fatout, 1878), pp. 67–68 (引文系本书作者自译)。

17. R. Lunarotti (article in Italian), "An Old and Peculiar Resuscitation Procedure: Clyster of Tobacco Smoke," *Acta Anaesthesiologica* 19, no. 4 (July–August 1968): 657–663.

18. Erwin H. Ackerknecht, *A Short History of Medicine,* rev. ed. (Baltimore, Md.: Johns Hopkins University Press, 1982), p. 205.

19. Roy Porter, *The Greatest Benefit to Mankind: A Medical History of Humanity* (New York: W. W. Norton, 1997), p. 512. 之后引用时简称为 *The Greatest Benefit to Mankind*。

20. 同上书，p. 513。

21. 同上书，p. 520。

22. Edgar I. Irving, "Origins and Development of Shock Therapy in Psychiatry," in *The Origins of the Healing Art* (New York: Philosophical Library, 1978), pp. 83–190.

23. Richard Hunter and Ida Macalpine, *Three Hundred Years of Psychiatry (1535–1860)* (New York: Oxford University Press, 1963), p. 534.

24. Jean-François Reverzy, *L'Homme et sa folie,* in *Histoire des moeurs,* vol. 3: *Thèmes et systèmes culturels* (Paris: Gallimard, Encyclopédie de la Pléiade, 1991), pp. 767–802.

第九章　一些结论性想法

1. William Edward Hartpole Lecky, *History of European Morals,* vol. 1 (London: Longmans, Green, 1902) (first printed 1869), p. 158.

2. Roy Porter, *The Greatest Benefit to Mankind,* p. 715.

3. 美国人口统计署，Historical Statistics I: 55；美国商务部，可以在网上查询：www.infoplease.com/ipa/A0005140.html; Richard Cooper, Robert Cohen, and Abbas Amiry, "Is the Period of Rapidly Declining Adult Mortality Coming to an End?," *American Journal of Public Health* 73 (1983): 1091–1093.

4. Sherr L. Murphy, "Deaths: Final Data for 1998," *National Vital Statistics Reports* 48 (July 2000).

5. "Industry's Role in Hypertension" (editorial), *The New York Times,* May 30, 2006; see www.nytimes.com/2006/05/30/opinion30tue3.html?th&emc=th.

6. Mircea Eliade, "The Occult and the Modern World," chap. 4 in *Occultism, Witchcraft and Cultural Fashions: Essays in Comparative Religions* (Chicago: University of Chicago

Press, 1976), pp. 47-68.

7. 例如可参见探险家恩格尔伯特·坎普弗尔（E. Kaempfer，1651—1716 年）对针刺和艾灸疗法的描述，重印版本是：Engelbert Kaempfer: *Exotic Pleasures: Fascicle III, Curious Scientific Medical Observations,* translated, with a commentary, by Robert Carruba (Carbondale: Southern Illinois University Press, 1996), pp. 108-140.

新思文库医学类书单

《致命敌人：我们与杀人病菌之间的战争》

Deadliest Enemy: Our War Against Killer Germs

预计出版时间：2020 年 6 月

[美] 迈克尔·T. 奥斯特海姆（Michael T. Osterheim），美国明尼苏达大学公共卫生系，传染病研究与政策中心主任

[美] 马克·奥尔沙克（Mark Olshaker），作家、编剧，执笔人

国际权威公共卫生专家有关威胁全球的大流行病的科学普及与政策反思，一本侦破大流行病传播途径、危害、治疗与预防方法的"悬疑小说"。

流行病的暴发往往一夜之间改变全社会的日常运转，彻底改变正常的旅行、贸易、工业模式。对于这些"致命的敌人"，类型、传播途径、治疗手段和预防方法我们了解得太少，政府和媒体对公共卫生给予的关注太少。当人类战胜一次大的传染病暴发后，只有少数科学家在积极准备面对下一次流行病。作者以流行病防治前线的一手经验，介绍流行病学常识、最新的技术进展，从天花、肺结核等伴随人类长久的疾病，到最新的 H1N1 流感、埃博拉与 COVID-19 疫情突发，讲述政府和民间机构应如何运用科学进步，制订有效防疫策略。

《传染的法则》

The Rules of Contagion: Why Things Spread - and Why They Stop

预计出版时间：2020 年 6 月

[英] 亚当·库哈尔斯基（Adam Kucharski），伦敦卫生与热带医学院流行病学家

以流行病学的发展史为线索，介绍流行病学家是如何通过采集和分析流行病学数据，来追溯传染病的源头并阻断疫情扩散的。新冠疫情报道中频频出现的 R₀、群体免疫等传染病学概念，书中都有通俗而详尽的介绍。

但传染病的流行远非这本书的全部。在每一次疫情中，除了严谨可信的报道外，各种谣言也大行其道。很大程度上，谣言和传染病在传播特点上存在相似之处。朋友圈、暴力行为、金融危机等诸多现象和行为都有"传染性"的特征，作者在书中介绍了如何使用流行病学方法研究这些现象。

全书通俗易懂，并得到多位科学权威的高度评价。埃博拉病毒的发现者、遏制艾滋病全球流行中扮演关键角色的流行病学家彼得·皮奥认为，本书"应

该成为对流行病学感兴趣的读者的必读书"。

《病菌、基因与文明：传染病如何影响人类社会》

Germs, Genes, & Civilization: How Epidemics Shaped Who We Are Today

预计出版时间：2020年6月

[美]戴维·P.克拉克（David P. Clark），南伊利诺伊大学微生物学教授

本书讲述由病菌引发的传染病不断塑造人类命运的故事。从古埃及到墨西哥，从罗马到匈人王阿提拉，你将了解传染病是如何一次又一次地改变人类历史的。你将了解黑死病是如何结束中世纪，开启文艺复兴、西方民主和科学革命的。

作者不仅展示了传染病是如何反复塑造我们的健康和基因，还展示了传染病是如何影响我们的历史、文化和政治发展。你甚至还能从书中了解到传染病是如何影响宗教和伦理的，包括它们是如何塑造清教主义和纵欲主义这两种文化的轮替周期。

《DK医学史：从巫医、针灸到基因编辑》

Kill or Cure: An Illustrated History of Medicine

[英]史蒂夫·帕克（Steve Parker），医学科普作家、编辑

出版时间：2019年11月

医学的历史，一直是人类为生存和健康而战的历史。从古代到今天的医生们，在治愈疾病、保持身体健康的道路上，留下了无数充满惊奇趣味的冒险故事、荒诞不经却又鼓舞人心的伟大尝试。

史前时代的巫医将疾病视作对灵魂的诅咒，东方的古老医学则用针灸和艾草，调节体内的"行气"平衡。中世纪医生曾把水蛭吸血当成万能的良方，而科学的血液循环理论，要等到17世纪的人体解剖之后才确立。在消毒、止血和抗生素等基础知识问世之前，外科手术曾是一门行走在死亡边缘的"理发"手艺。未来的基因编辑、组织工程，将带来全面改善人体健康的新浪潮。

DK经典图文书以时间为线索，用几百幅插图、年表和专业解说，呈现从史前时代到21世纪的世界医学历史进程。从医疗之神的传说到显微镜下的细胞、病毒。珍贵的文献资料与实物照片，构筑起一座袖珍的私人医学博物馆。

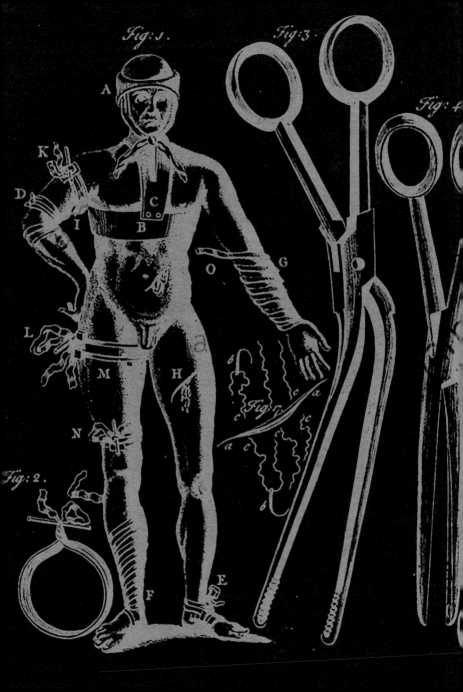